U0385744

中药现代化研究系列

中药大品种生发片质量再评价研究

苏薇薇　刘布鸣　姚宏亮　郭　雄　彭　维　柴　玲　　　著

王永刚　幸林广　张亚莉　刘　颖　谢诗婷　司徒文辉

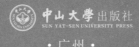中山大學出版社
SUN YAT-SEN UNIVERSITY PRESS
·广州·

图书在版编目（CIP）数据

中药大品种生发片质量再评价研究/苏薇薇，刘布鸣，姚宏亮，郭雄，彭维，柴玲，王永刚，幸林广，张亚莉，刘颖，谢诗婷，司徒文辉著．—广州：中山大学出版社，2021.9

（中药现代化研究系列）

ISBN 978 - 7 - 306 - 07292 - 4

Ⅰ．①中…　Ⅱ．①苏…　②刘…　③姚…　④郭…　⑤彭…　⑥柴…　⑦王…　⑧幸…　⑨张…　⑩刘…　⑪谢…　⑫司徒…　Ⅲ．①中药材—毛发用药品—质量评价　Ⅳ．①R282

中国版本图书馆 CIP 数据核字（2021）第 171050 号

出 版 人：王天琪
策划编辑：曾育林
责任编辑：曾育林
封面设计：曾　斌
责任校对：陈文杰
责任技编：何雅涛
出版发行：中山大学出版社
电　　话：编辑部 020 - 84113349，84110776，84110779，84110283，84111997
　　　　　发行部 020 - 84111998，84111981，84111160
地　　址：广州市新港西路 135 号
邮　　编：510275　　传　真：020 - 84036565
网　　址：http：//www. zsup. com. cn　E-mail：zdcbs@ mail. sysu. edu. cn
印 刷 者：广州市友盛彩印有限公司
规　　格：787mm×1092mm　1/16　14.25 印张　378 千字
版次印次：2021 年 9 月第 1 版　2021 年 9 月第 1 次印刷
定　　价：68.00 元

内 容 提 要

本书是中山大学（苏薇薇、彭维、王永刚、谢诗婷、司徒文辉）、广西中医药研究院（刘布鸣、柴玲）、广东省科学院动物研究所（姚宏亮、张亚莉）、广西南宁百会药业集团有限公司（郭雄、幸林广、刘颖）共同完成的原创性产学研合作研究成果。全书分为四章：第一章，生发片化学物质基础研究；第二章，生发片毒性成分定量分析及其在生产过程中的传递规律研究；第三章，生发片主要指标成分在生产过程中的传递规律研究；第四章，生发片质量标准提高及修订建议。本书对中药上市后再评价起到了示范作用，对中药现代化具有积极意义。

《中药大品种生发片质量再评价研究》 著者

苏薇薇　刘布鸣　姚宏亮　郭　雄　彭　维　柴　玲
王永刚　幸林广　张亚莉　刘　颖　谢诗婷　司徒文辉

目　录

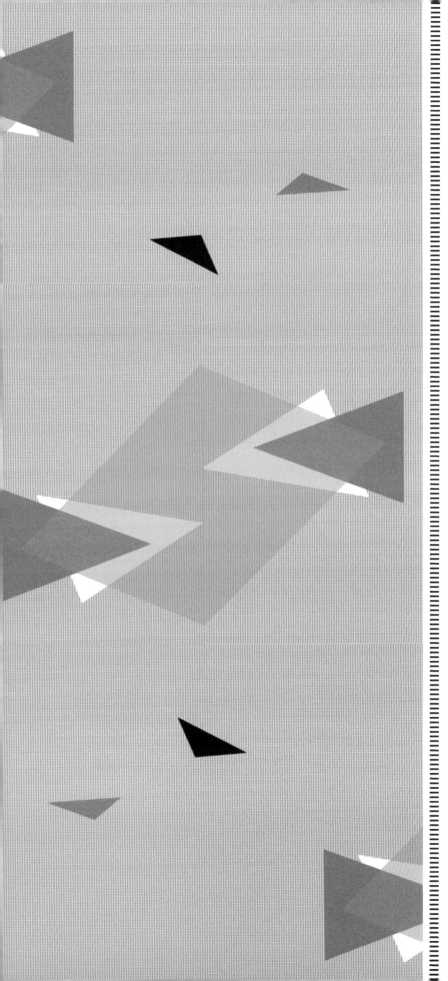

第一章　生发片化学物质基础研究

第一节　引　言

　　生发片收载于《中药成方制剂》第十七册，具有滋补肝肾、益气养血、生发乌发的功效，用于肝肾不足、气血亏虚所致的头发早白、脱落；该药由何首乌、女贞子、山药、地黄、墨旱莲、茯苓、牡丹皮、泽泻、桑椹、麦冬、黑枣、黑豆12味中药按照规定的处方、生产工艺和质量标准生产而成。现行生发片质量标准中鉴别以大黄素为指标成分，含量测定以二苯乙烯苷为指标成分。监控指标成分单一，专属性不强，不能全面反映成品的质量信息。因此，有必要全面阐明生发片的化学物质基础。

　　生发片12味原料药材化学成分复杂、繁多，现对原料药材化学成分汇总归类，见表1－1；主要化合物结构类型见图1－1至图1－4。

表1－1　生发片各原料药材主要化学成分

药材	类型	主要化学成分
	芪类	白藜芦醇、2，3，5，4′－四羟基二苯乙烯－2－O－葡萄糖苷、2，3，5，4′－四羟基二苯乙烯－2－O－鼠李糖苷、2，3，5，4′－四羟基二苯乙烯－2，3－O－二葡萄糖、2，3，5，4′－四羟基二苯乙烯－2，4－O－二葡萄糖等
何首乌[1-9]	蒽醌类	游离型：大黄素、大黄素甲醚、大黄素－3－乙醚、大黄酸、大黄酚、芦荟大黄素等；结合型：大黄素－8－O－β－D－葡萄糖苷、大黄素－1－O－β－D－葡萄糖苷、大黄素－8－O－（6－O－丙二酰）－β－D－葡萄糖苷、大黄素－8－O－（6－O－乙酰基）－β－D－葡萄糖苷、大黄素甲醚－8－O－β－D－葡萄糖苷、大黄素甲醚－8－O－（6－O－乙酰基）－β－D－葡萄糖苷、大黄酚－8－O－β－D－葡萄糖苷、大黄素－3－甲基醚8－O－β－D－葡萄糖苷、大黄酚－8－O－葡萄糖苷、大黄酚－8－O－（6－O－丙二酰）－葡萄糖苷等
	黄酮类	儿茶素、表儿茶素、芦丁、金丝桃苷、紫云英苷、槲皮素等
	其他类	鞣质、灰分、粗脂肪、膳食纤维、碳水化合物、微量元素等

续上表

药材	类型	主要化学成分
女贞子[10-18]	三萜类	齐墩果酸、2α-羟基齐墩果酸、乙酰齐墩果酸、羽扇豆醇、白桦脂醇、达玛烯二醇、3β-乙酰氧基-20，25-环氧-24α-羟基-达玛烷、20，25-环氧-3β，24α-二羟基-达玛烷、3β-乙酰氧基-达玛烯二醇等
	环烯醚萜类	特女贞苷、女贞苷、新女贞子苷、10-羟基女贞苷、女贞酸、橄榄苦苷、橄榄苦苷酸、异女贞子苷、女贞苦苷、10-羟基橄榄苦苷等
	黄酮类	芹菜素、槲皮素、木犀草素、木樨草素-7-O-β-D-葡萄糖苷、芹菜素-7-O-乙酰-β-D-葡萄糖苷、圣草素等
	苯乙醇类	红景天苷、毛蕊花糖苷、北生麻宁、2-（3，4-二羟基苯基）乙基-O-β-D吡喃葡萄糖苷、3，4-二羟基苯基乙醇等
	其他	挥发油、磷脂、脂肪酸、糖类、氨基酸、微量元素
墨旱莲[19-21]	三萜类	刺囊酸、旱莲苷A、B、C、D等
	香豆草醚类	蟛蜞菊内脂、去甲蟛蜞菊内脂、异去甲基蟛蜞菊内脂、去甲蟛蜞菊内脂-7-氧葡萄糖苷、去甲蟛蜞菊内脂-7-硫酸酯等
	黄酮类	芹菜素、芹菜素-7-O-葡萄糖苷、蒙花苷、槲皮素、木犀草素、木犀草素-7-O-葡萄糖苷等
	其他类	噻吩类、甾体类、挥发油类
地黄[22-24]	环烯醚萜苷类	梓醇，益母草苷，桃叶珊瑚苷，蜜力特苷，地黄苷A、D、E等
	糖苷类	水苏糖、棉籽糖、甘露三糖、毛蕊花糖、蔗糖、葡萄糖、果糖及半乳糖等
	氨基酸类	谷氨酸、精氨酸、天冬氨酸、赖氨酸、亮氨酸等
	其他类	微量元素、脂肪酸等
茯苓[25-26]	三萜类	羊毛甾-8-稀型三萜：3-氢化松苓酸、3-O-乙酰基-16a-羟基-3-氢化松苓酸、16a羟基-3-氢化松苓酸、依布里酸等；羊毛甾-7，9（11）-二烯型三萜：松苓新酸、3-表氢化去氢松苓酸、去氢松岭酸甲酯等；3，4开环-7，9（11）-二烯型三萜：茯苓新酸A～F、茯苓新酸AE、茯苓新酸BM等；3，4-开环-羊毛甾-8-稀型三萜：茯苓新酸H、茯苓新酸G、茯苓新酸GM、茯苓新酸HM等
	茯苓多糖	pachyman、polysaccharide、H11、PC3、PCM1～4等
	甾醇类	麦角甾醇、过氧麦角甾醇、3β，5a-二羟基麦角甾-7，22-二烯-6-酮、3β，5a，9a-三羟基麦角甾-7，22-二烯-6-酮等
	其他类	脂肪酸、挥发油类成分、腺嘌呤、组氨酸、树胶、腺苷、蛋白质、甘露醇、卵磷脂等

续上表

药材	类型	主要化学成分
牡丹皮[27-28]	单萜类	芍药苷、氧化芍药苷、苯甲酰芍药苷、苯甲酰氧化芍药苷、没食子酰芍药苷、芍药苷元等
	酚及酚苷类	丹皮酚、丹皮酚苷、丹皮酚原苷、丹皮酚新苷等
	三萜类	β-谷甾醇、胡萝卜苷、齐墩果酸、白桦脂酸、白桦脂醇等
	其他类	挥发油、香豆素类成分、有机酸、黄酮类等
泽泻[29-30]	三萜类	23-乙酰泽泻醇B、泽泻醇A～O及其衍生物
	二萜类	16（R)-ent-kaurane-2、12-dione、oriediterpenol、oriediterpenoside 等
	其他成分	黄酮类、多糖、挥发油、氨基酸、生物碱等
山药[31]	多糖类	多糖RP，多糖PDPS-1，多糖DT、DTA、DTB
	氨基酸类	精氨酸、谷氨酸、天冬氨酸等
	皂苷类	β-谷甾醇、β-胡萝卜苷、7-羰基-β-谷甾醇等
	酯类	棕榈酸、β-谷甾醇、油酸、β-谷甾醇醋酸酯、5-羟甲基-糠醛等
	其他成分	黄酮类、微量元素、含氮有机物等
桑椹[32]	多酚类	芦丁、白藜芦醇、花色苷等
	多糖类	FMAP-2等
	其他成分	挥发油、黄酮类等
麦冬[33-34]	甾体皂苷类	鲁斯可皂苷元、薯蓣皂苷元、麦冬皂苷A～D等
	高异黄酮类	甲基麦冬黄酮B、麦冬高异黄酮B、甲基麦冬黄酮A、异麦冬黄酮A等
	多糖类	Md-1、Md-2、MDG-1、FOJ-5、Opaw-2等
	其他类成分	有机酸、糖苷、环二肽等
黑豆[35-36]	黄酮类	大豆苷、大豆苷元、染料木苷、染料木素等
	其他类	蛋白质、多糖、脂肪酸等
黑枣[37]	氨基酸类	丙氨酸、色氨酸、蛋氨酸、苏氨酸、赖氨酸、缬氨酸
	维生素类	维生素A、维生素C、维生素E
	其他类	粗脂肪、碳水化合物

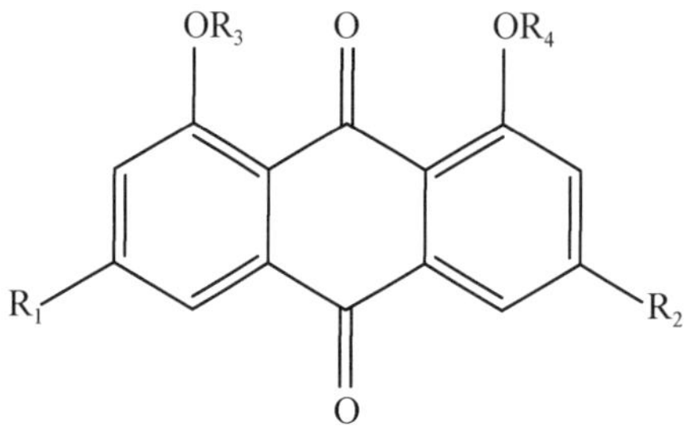

大黄素：R₁=CH₃，R₂=OH，R₃、R₄=H
大黄酸：R₁、R₃、R₄=H，R₂=COOH
大黄酚：R₁=CH₃，R₂、R₃、R4=H
大黄素甲醚：R₁=CH₃，R₂=OCH₃，R₃、R₄=H
大黄素-8-O-β-D-葡萄糖苷：R₁=CH₃，R₂=OH，R₃=Glc，R₄=H
大黄素-1-O-β-D-葡萄糖苷：R₁=CH₃，R₂=OH，R₃=H，R₄=Glc
大黄素甲醚-8-O-β-D-葡萄糖苷：R₁=CH₃，R₂=OCH₃，R₃=Glc，R₄=H

图1-1 蒽醌类化合物结构式

Glc：葡萄糖苷

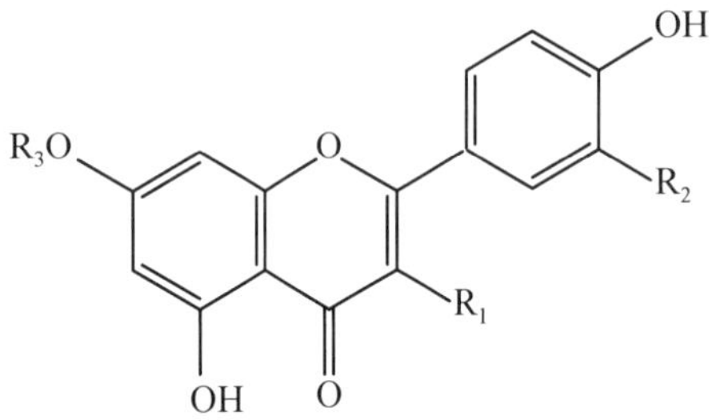

芹菜素：R₁、R₂、R₃=H
木犀草素：R₁、R₃=H，R₂=OH
槲皮素：R₃=H，R₁、R₂=OH
芹菜素-7-O-葡萄糖苷：R₁、R₂=H，R₃=Glc
木犀草素-7-O-葡萄糖苷：R₁=H，R₂=OH，R₃=Glc
芦丁：R₁=OGlc-Rha，R₂、R₃=H

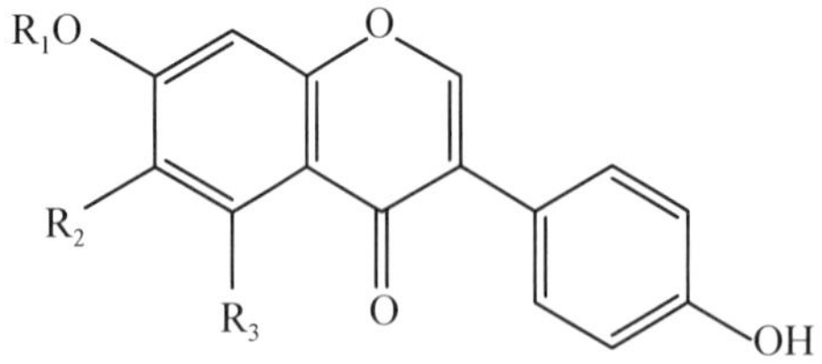

大豆苷元：R₁、R₂、R₃=H
黄豆黄素：R₁、R₃=H，R₂=OCH₃
染料木素：R₁、R₂=H，R₃=OH
大豆苷：R₁=Glc，R₂、R₃=H
黄豆黄苷：R₁=Glc，R₂=OCH₃，R₃=H
染料木素：R₁=Glc，R₂=H，R₃=O

图1-2 黄酮类化合物结构式

Glc：葡萄糖苷；Rha：鼠李糖苷

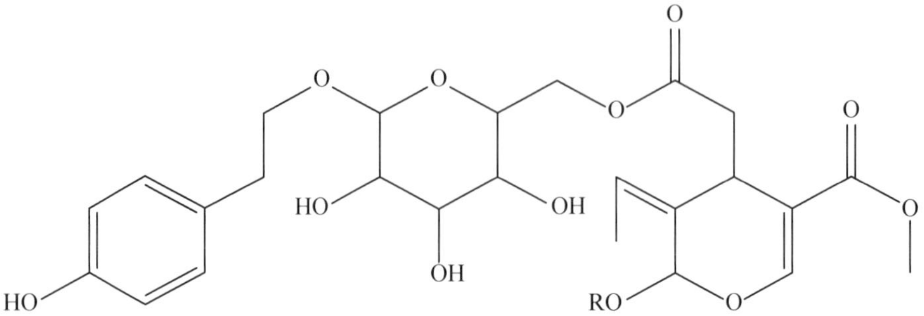

特女贞苷及其同分异构体：R=Glc

图1-3 环烯醚萜类化合物结构式

Glc：葡萄糖苷

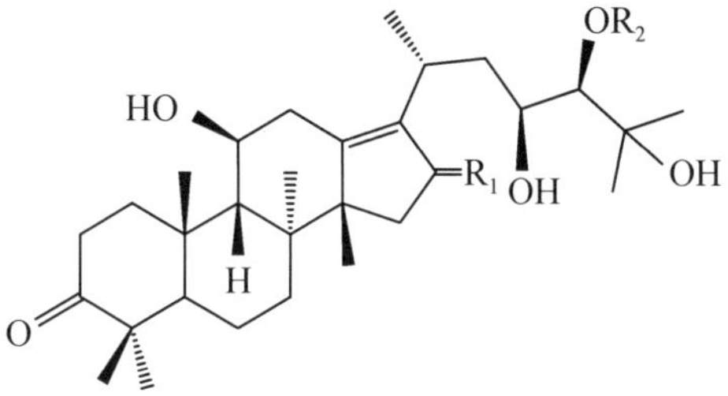

泽泻醇A：R₁、R₂=H
16-氧代泽泻醇A：R₁=O，R₂=H
16-氧代-24-乙酰泽泻醇A：R₁=O，R₂=OCH₂CH₃

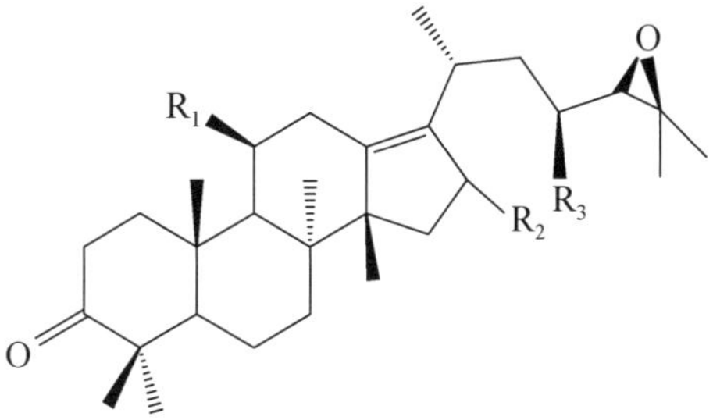

泽泻醇B：R₁、R₃= OH，R₂=H
泽泻醇C：R₁、R₃= OH，R₂=O
泽泻醇F：R₁=H，R₃= OH，R₂=H
24-乙酰泽泻醇C：R₁=OH，R₂=O，R₃= OCH₂CH₃
23-乙酰泽泻醇L：R₁=H，R₂=O，R₃= OCH₂CH₃

图 1-4　三萜类化合物结构式

第二节　生发片全成分分析

本节采用 UFLC-Triple TOF-MS/MS 技术，对生发片所含化学成分进行了在线鉴定，全面阐明了其化学物质基础，为生发片质量再评价体系的建立提供了依据。

【实验材料】

（一）仪器

十万分之一电子分析天平（MS105DU，瑞士 Mettler Toledo 公司）；万分之一电子分析天平（ME204，瑞士 Mettler Toledo 公司）；超纯水器（Arium Mini，德国 Sartorius 公司）；数控超声波清洗器（KQ500DE，昆山市超声仪器有限公司）；超快速高效液相色谱仪（LC-20AD-XR 二元泵，SIL-20AD-XR 自动进样器，CTO-20A 柱温箱，SPD-M20A PDA 检测器，日本岛津公司）；四级杆 - 飞行时间质谱仪（Triple TOF 5600 plus，美国 AB SCIEX 公司）；色谱柱型号：Welch Ultimate XB-C₁₈（4.6 mm ×250 mm，5 μm，S. N. 211604931）。

（二）对照品

实验所用对照品、对照药材分别见表1-2、表1-3。

表1-2 实验用对照品

对照品名称	编号与批号	纯度	来源
大黄素	110756 - 201512	98.7%	中国食品药品检定研究院
大黄酸	110757 - 201607	99.3%	中国食品药品检定研究院
二苯乙烯苷	110844 - 201713	93.6%	中国食品药品检定研究院
特女贞苷	111926 - 201605	93.3%	中国食品药品检定研究院
大豆苷	111738 - 201603	93.3%	中国食品药品检定研究院
毛蕊花糖苷	11530 - 201713	92.5%	中国食品药品检定研究院
丹皮酚	110708 - 201407	99.9%	中国食品药品检定研究院
蟛蜞菊内酯	111885 - 201403	99.6%	中国食品药品检定研究院
大黄素甲醚	110758 - 201616	99.0%	中国食品药品检定研究院
芍药苷	110736 - 201438	96.4%	中国食品药品检定研究院
白桦脂酸	111802 - 201703		中国食品药品检定研究院
大豆苷元	111502 - 200402		中国食品药品检定研究院
墨旱莲 A	111886 - 201503		中国食品药品检定研究院
梓醇	110808 - 201711	99.6%	中国食品药品检定研究院
23 - 乙酰泽泻醇 B	111846 - 201504	99.0%	中国食品药品检定研究院

表1-3 实验用对照药材

对照药材名称	编号与批号	规格（g/瓶）	来源
何首乌对照药材	120934 - 201410	0.5	中国食品药品检定研究院
女贞子对照药材	121041 - 201404	1	中国食品药品检定研究院
黑豆对照药材	20975 - 201406	2	中国食品药品检定研究院
墨旱莲对照药材	120958 - 201407	1	中国食品药品检定研究院
牡丹皮对照药材	121490 - 201102	1	中国食品药品检定研究院
地黄对照药材	121180 - 201506	2	中国食品药品检定研究院
泽泻对照药材	121081 - 201406	2	中国食品药品检定研究院
山药对照药材	121137 - 201606	2	中国食品药品检定研究院
茯苓对照药材	121117 - 201509	1	中国食品药品检定研究院
麦冬对照药材	121013 - 201310	1	中国食品药品检定研究院
大枣对照药材	121040 - 201408	1	中国食品药品检定研究院

（三）试剂

实验溶剂：甲醇（广州化学试剂厂，20180801，分析纯）。

液相色谱所用溶剂：甲醇（Honeywell，Q8AG1H，色谱级），甲酸（F&H，2017011811A，液质级），Sartorius超纯水。

（四）供试品

生发片（广西南宁百会药业集团有限公司，180801）；桑椹饮片（广西南宁百会药业集团有限公司，171219）。

【实验方法】

（一）溶液的制备

1. 生发片供试品溶液的制备

取生发片10片，去糖衣，研细，取约0.5 g，精密称定，置具塞锥形瓶中，精密加入甲醇10 mL，称定重量，超声处理（功率300 W，频率40 kHz）30 min，放冷，再称定重量，用甲醇补足减失的重量，摇匀，滤过，取续滤液，即得。

2. 对照品溶液的制备

分别称取大黄素、大黄酸、二苯乙烯苷、大豆苷、特女贞苷、旱莲苷A、毛蕊花糖苷、蟛蜞菊内酯、芍药苷、丹皮酚、大黄素甲醚、白桦脂酸、23-乙酰泽泻醇B、大豆苷元、梓醇对照品适量，置于同一容量瓶中，加甲醇制成每mL含大黄素、大黄酸、二苯乙烯苷、大豆苷、特女贞苷、旱莲苷A、毛蕊花糖苷、蟛蜞菊内酯、芍药苷、大豆苷元、丹皮酚、大黄素甲醚、白桦脂酸、23-乙酰泽泻醇B、大豆苷元、梓醇各50 μg的混合对照品溶液。

3. 药材供试品溶液的制备

分别取何首乌、女贞子、黑豆、墨旱莲、牡丹皮、地黄、泽泻、山药、茯苓、大枣、麦冬对照药材和桑葚饮片粉末0.25 g，精密称定，按供试品溶液的制备方法操作。

（二）检测条件

液相色谱条件：以Welch Ultimate XB-C$_{18}$（4.6 mm×250 mm，5 μm，）为色谱柱；柱温：25 ℃，流动相：甲醇（A）—0.1%甲酸（B），梯度洗脱程序为：0～105 min：5%～60%A；105～110 min：60%～90%A；110～115 min：90%～5%

A；流速：0.3 mL/min；进样量：10 μL。

质谱条件：ESI 电喷雾离子源，离子喷雾电压正模式 5500 V，负模式 –4500 V；喷雾气 55 psi；辅助加热气 55 psi；离子源温度 550 ℃；气帘气 35 psi；碰撞气压力 10 psi，扫描范围 m/z 100 ~ 2000，分别采用正、负离子模式进行检测。

（三）数据处理

应用 Peakview™ 2.1 软件（美国 AB Sciex 公司）进行数据处理。

通过对照品对照、谱库检索（质谱数据库，1.0 版本，美国 AB Sciex 公司）、准确分子量、裂解碎片及文献检索，对化合物进行确证或指认。

【实验结果】

质谱检测采用正负模式进行一级和二级扫描，生发片供试品溶液及各原料对照药材正负模式总离子流图见图 1-5 至图 1-18。通过对照品对照、碎片离子分析及文献检索[38-100]，共鉴定了 173 个化学成分，并对各成分进行了对应的药材归属；个别成分不能归属于任何一种药材，应是在生产过程中产生的化学物质。见表 1-4。

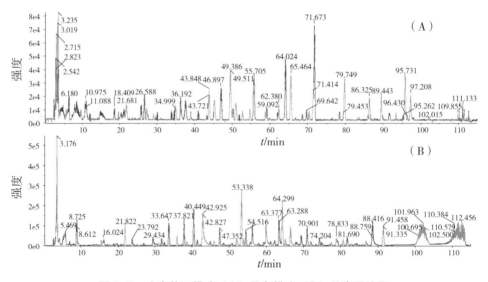

图1-5 生发片正模式（A）及负模式（B）总离子流图

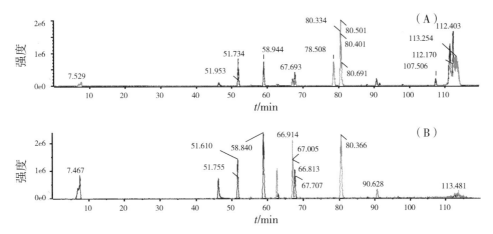

图 1-6　混合对照品溶液正模式（A）及负模式（B）总离子流图

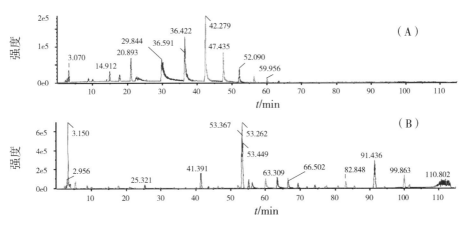

图 1-7　何首乌药材正模式（A）及负模式（B）总离子流图

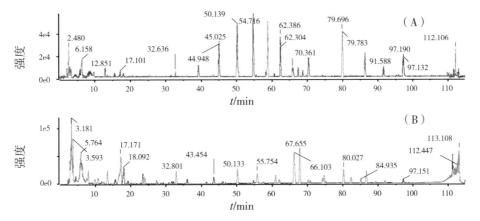

图 1-8　地黄药材正模式（A）及负模式（B）总离子流

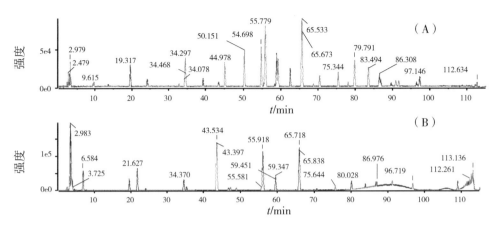

图 1-9 黑豆药材正模式 （A） 及负模式 （B） 总离子流图

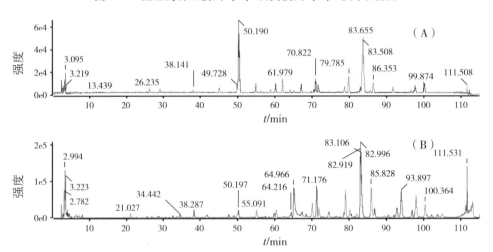

图 1-10 墨旱莲药材正模式 （A） 及负模式 （B） 总离子流图

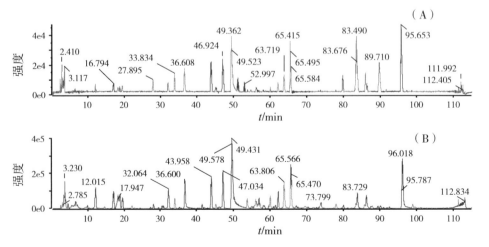

图 1-11 牡丹皮药材正模式 （A） 及负模式 （B） 总离子流图

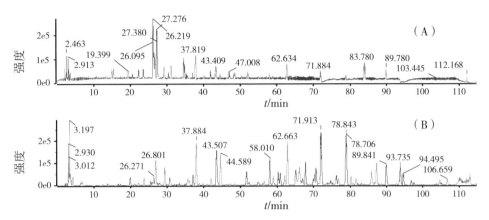

图1-12　女贞子药材正模式（A）及负模式（B）总离子流图

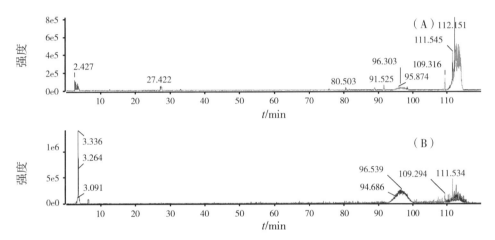

图1-13　泽泻药材正模式（A）及负模式（B）总离子流图

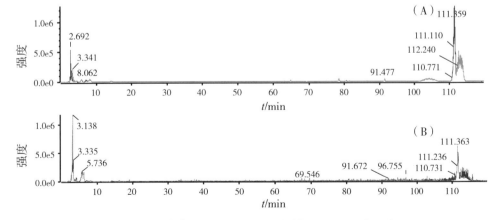

图1-14　桑葚药材正模式（A）及负模式（B）总离子流图

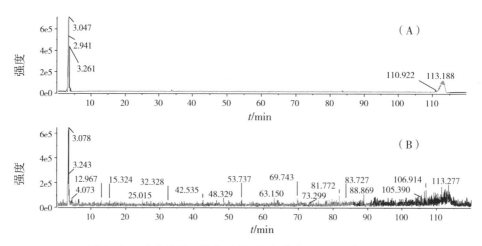

图 1-15　大枣药材正模式（A）及负模式（B）总离子流图

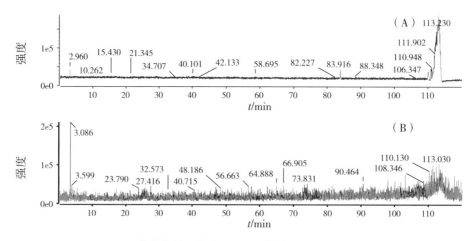

图 1-16　茯苓药材正模式（A）及负模式（B）总离子流图

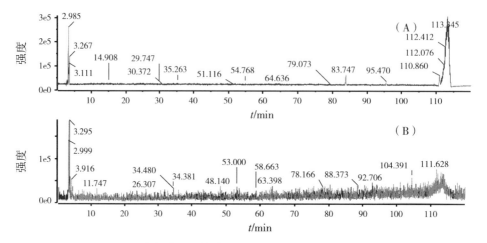

图 1-17　麦冬药材正模式（A）及负模式（B）总离子流图

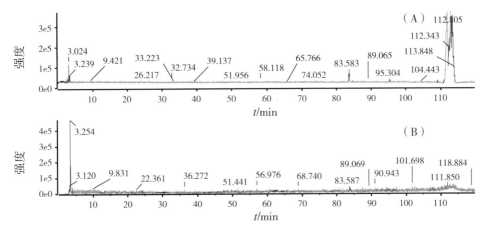

图1-18 山药药材正模式（A）及负模式（B）总离子流

【成分分析】

（一）酚酸类成分分析

酚酸类是一类广泛存在于中草药的叶、根，特别是果实中具有酸性的有机化合物，具有抗菌消炎的作用。指认的酚酸类成分，主要有香草酸、原儿茶酸、绿原酸及其异构体、二咖啡酰奎宁酸及其异构体等。

酚酸类在负模式下，二级质谱主要丢失 H_2O 或 CO_2 中性分子。以化合物 50 为例（图 1-19），准分子离子峰 [M-H]⁻ m/z 353.0878，丢失 1 分子咖啡酰基产生 m/z 191.0537 奎尼酸碎片离子，然后丢失 1 分子 H_2O，产生 m/z 173.0429 碎片离子；另一条裂解途径，准分子离子峰 [M-H]⁻ m/z 353.0878，丢失 1 分子奎尼酸基产生 m/z 179.0328 咖啡酸碎片离子，继而丢失 1 分子 CO_2，产生 m/z 135.0455 碎片离子，与文献[61, 66-67]中绿原酸裂解途径一致（图 1-20），故推测其为绿原酸。化合物 34、36、46、54、60 与绿原酸形成质量相近的准分子离子，裂解途径相同，为绿原酸同分异构体，结合文献[56, 61]，推测上述几个化合物分别为绿原酸异构体、新绿原酸、绿原酸异构体、隐绿原酸、绿原酸异构体。

表1-4 生发片化学成分鉴定

No.	t_R/min	分子式	$[M+H]^+$ /10^{-6}	$[M-H]^-$ /10^{-6}	主要碎片离子 (m/z) 正离子	主要碎片离子 (m/z) 负离子	化合物	峰归属	化合物类型
1	2.926	$C_5H_{11}NO_2$	118.0862 (−1.0)		59.0775 $[M+H-NH_3-C_3H_6]^+$ 58.0700 $[M+H-C_2H_4O_2]^+$		缬氨酸[38]	A, B, D, H, I, K	氨基酸类
2	2.982	$C_6H_{14}O_6$		181.0729 (6.1)		163.0606 $[M-H-H_2O]^-$ 89.0249 $[M-H-H_2O-C_3H_6O_2]^-$ 71.0134 $[M-H-H_2O-C_3H_6O_2-H_2O]^-$	甘露醇[39-40]	B, E, F, G, H, I, J, K, L	其他类
3	3.046	$C_6H_6O_3$	127.0387 (−2.1)		109.0279 $[M+H-H_2O]^+$ 81.0350 $[M+H-H_2O-CO]^+$		5-羟甲基糠醛或异构体[41]	A, C, D, E, G, H, I, J, K, L	其他类
4	3.061	$C_7H_7NO_2$	138.0544 (−4.5)		94.0661 $[M+H-CO_2]^+$ 92.0507 $[M+H-HCOOH]^+$		葫芦巴碱	A, C, D, F, G, H, I, K	其他类
5	3.106	$C_5H_9NO_2$	116.0706 (−4.5)		70.0687 $[M+H-HCOOH]^+$ 68.0536		脯氨酸	A, C, D, E, F, G, H, I, K, L	氨基酸类
6	3.161	$C_{12}H_{22}O_{11}$		341.1090 (0.1)		179.0536 $[M-H-Glu]^-$ 89.0256 $[M-H-Glu-C_3H_6O_3]^-$ 71.0167 $[M-H-Glu-C_3H_6O_3-H_2O]^-$ 59.0188 $[M-H-Glu-C_3H_6O_3-CH_2O]^-$	蔗糖[43-44]	A, C, D, E, F, G, H, I, J, K, L	糖类

续上表

No.	t_R/min	分子式	$[M+H]^+$ /10^{-6}	$[M-H]^-$ /10^{-6}	主要碎片离子 (m/z)		化合物	峰归属	化合物类型
					正离子	负离子			
7	3.168	$C_{18}H_{32}O_{16}$	505.1740 (−4.5)		325.11 $[M+H-Glc]^+$ 163.01 $[M+H-Glc-Glu]^+$ 145.05 $[M+H-Glc-Glu-H_2O]^+$		棉子糖	B、D、F、G、H、K	糖类
8	3.305	$C_{30}H_{52}O_{26}$		827.2668 (−0.7)		707.2711 $[M-H-C_4H_8O_4]^-$ 545.1768 $[M-H-C_4H_8O_4-Glu]^-$ 443.1458 $[M-H-C_4H_8O_4-Glu]^-$ Glu$-C_4H_6O_3]^-$ 341.1189 $[M-H-C_4H_8O_4-Glu-2C_4H_8O_4]^-$ 179.0547 $[M-H-C_4H_8O_4-2Glu-2C_4H_6O_3]^-$	麦芽五糖	F、J	糖类
9	3.191	$C_7H_{12}O_6$		191.0567 (2.7)		173.0441 $[M-H-H_2O]^-$ 127.0391 $[M-H-H_2O-HCOOH]^-$ 93.0357, 85.0309	奎尼酸[45−47]	C、H、I、J、K	酚酸类
10	3.785	$C_4H_6O_5$		133.0163 (15.3)		115.0043 $[M-H-H_2O]^-$ 71.0171 $[M-H-H_2O-CO_2]^-$	苹果酸[42]	A、B、C、D、E、F、G、H、I、J、K、L	酚酸类

续上表

No.	t_R/min	分子式	$[M+H]^+$ /10^{-6}	$[M-H]^-$ /10^{-6}	主要碎片离子 (m/z) 正离子	主要碎片离子 (m/z) 负离子	化合物	峰归属	化合物类型
11	4.069	$C_6H_{11}NO_2$	130.0862 (-0.6)		84.0834 $[M+H-HCOOH]^+$ 56.0544 $[M+H-HCOOH-CO]^+$		六氢吡啶羧酸	A、D、F、H、I、J、L	酚酸类
12	4.174	$C_5H_5N_5$	136.0614 (-1.9)		119.0346 $[M+H-NH_3]^+$ 92.0265 $[M+H-NH_3-CNH]^+$		腺嘌呤[48]	C、G、L	核苷类
13	5.024	$C_6H_5NO_2$	124.0392 (-0.8)		80.0523 $[M+H-CO_2]^+$		烟酸[49]	B、C、G、I	酚酸类
14	5.174	$C_6H_6N_2O$	123.0552 (-0.8)		96.0545 $[M+H-NH_3-CN]^+$ 80.0520 $[M+H-CON]^+$		烟酰胺	C、D、F、G、H、I、K、L	其他类
15	5.196	$C_6H_8O_7$		191.0209 (3.7)		129.0185 $[M-H-H_2O-CO_2]^-$ 112.0127 111.0089 $[M-H-H_2O-CO_2-H_2O]^-$ 87.0100	柠檬酸[50-51]	A、B、C、D、E、F、H、I、J、K、L	酚酸类
16	5.755	$C_9H_{12}N_2O_6$		243.0632 (3.6)		111.0208 $[M-H-Rib]^-$	尿苷[50]	C、D、E、F、G、H、K、L	核苷类
17	5.809	$C_7H_{11}NO_5$		188.0581 (6.6)		128.0571 102.0571	N-乙酰-L-谷氨酰胺	B、C、I、J、K	氨基酸类

续上表

No.	t_R/min	分子式	$[M+H]^+$ /10^{-6}	$[M-H]^-$ /10^{-6}	主要碎片离子 (m/z) 正离子	主要碎片离子 (m/z) 负离子	化合物	峰归属	化合物类型
18	6.242	$C_4H_6O_4$		117.0221 (20.3)		99.0091 [M−H−H₂O]⁻ $~$ 73.0311 [M−H−CO₂]⁻	丁二酸	B, C, D, E, F, G, H, I, J, K, L	酚酸类
19	6.546	$C_{15}H_{22}O_{10}$		407.1196 (0.3)		407.1155 [M−H+HCOOH]⁻ $~$ 199.0596 [M−H−Glu]⁻ $~$ 169.0495 [M−H−CH₂O]⁻	梓醇[50]*	E	环烯醚萜类
20	6.885	$C_6H_{13}NO_2$	132.1013 (−2.4)		86.0963 [M+H−HCOOH]⁺ $~$ 69.0727 [M+H−HCOOH−NH₃]⁺		L−异亮氨酸	A, C, D, E, F, G, H, I, K, L	氨基酸类
21	7.154	$C_4H_4N_2O_2$	113.0345 (−0.2)		96.0092 [M+H−NH₃]⁺		尿嘧啶[52]	F, G, K, L	核苷类
22	8.507	$C_{10}H_{13}N_5O_5$	284.0979 (−2.2)	282.0846 (0.6)	152.0562 [M+H−Rid]⁺ $~$ 135.0300 [M+H−Rid−NH₃]⁺	150.0411 [M−H−Rid]⁻	鸟苷[48,50,52]	A, E, G, H, L	核苷类
23	10.586	$C_6H_6O_3$	127.0386 (−2.1)		109.0281 [M+H−H₂O]⁺ $~$ 81.0358 [M+H−H₂O−CO]⁺		5−羟甲基糠醛 或异构体[41]	I	其他类
24	11.881	$C_6H_6O_3$	127.0388 (−1.1)		109.0315 [M+H−H₂O]⁺ $~$ 81.0363 [M+H−H₂O−CO]⁺		5−羟甲基糠醛 或异构体[41]	D	其他类
25	11.980	$C_7H_6O_5$	171.0283 (−3.1)	169.0163 (10.3)	125.0233 [M+H−CO₂]⁺ $~$ 97.0295 [M+H−CO₂−CO]⁺	125.0246 [M−H−CO₂]⁻	没食子酸[53−54]	A, D	酚酸类

续上表

No.	t_R/min	分子式	$[M+H]^+$ /10^{-6}	$[M-H]^-$ /10^{-6}	主要碎片离子 (m/z)		化合物	峰归属	化合物类型
					正离子	负离子			
26	12.729	$C_{18}H_{24}O_{14}$		463.1096 (0.6)		403.0925, 343.0646, 241.0352, 169.0121, 125.0236	牡丹皮苷B[55]	D	单萜类
27	13.000	$C_8H_8O_4$		167.0367 (10)		123.0442 $[M-H-CO_2]^-$ 108.0220 $[M-H-CO_2-CH_3]^-$	香草酸[56-57]	B, C	酚酸类
28	13.553	$C_9H_{11}NO_2$	166.0856 (−3.3)		120.0814 $[M+H-HCOOH]^+$		苯丙氨酸	A, B, C, D, E, F, G, H, I, J, K, L	氨基酸类
29	14.083	$C_6H_6O_3$	127.0387 (−0.7)		109.0302 $[M+H-H_2O]^+$ 81.0363 $[M+H-H_2O-CO]^+$	109.0307 $[M-H-CO_2]^-$	5-羟甲基糠醛或异构体[41]	E, K, L, I	其他类
30	15.389	$C_7H_6O_4$		153.0214 (13.5)		108.0222 91.0201 $[M-H-CO_2-H_2O]^-$	原儿茶酸[51,58]	A, B, C, D, F, L	酚酸类
31	15.753	$C_8H_{10}O_3$		153.0582 (9.4)		123.0451 $[M-H-CH_2O]^-$ 95.0512 $[M-H-CO]^-$	羟基酪醇	B	酚酸类
32	17.086	$C_9H_{11}NO_4$	198.0752 (−4.6)		152.0331 $[M+H-HCOOH]^+$		左旋多巴[59-60]	B	其他类
33	17.881	$C_6H_6O_3$	127.0387 (−0.7)		109.0376 $[M+H-H_2O]^+$ 81.0364 $[M+H-H_2O-CO]^+$		5-羟甲基糠醛或异构体[41]	E	其他类
34	18.022	$C_{16}H_{18}O_9$		353.0882 (1.0)		191.0558 $[QA-H]^-$ 179.0352 $[CA-H]^-$ 135.0449 $[CA-H-CO_2]^-$	绿原酸异构体	C	酚酸类

续上表

No.	t_R/min	分子式	[M+H]⁺/10⁻⁶	[M−H]⁻/10⁻⁶	主要碎片离子（m/z） 正离子	负离子	化合物	峰归属	化合物类型
35	18.538	$C_{16}H_{22}O_{11}$		389.1094 (0.4)		165.0560 [M−H−Glc−CO_2]⁻ 121.0649 [M−H−Glc−2CO_2]⁻ 59.0169	去乙酰车叶草苷酸或异构体	B	酚酸类
36	19.366	$C_{16}H_{18}O_9$		353.0883 (1.4)		191.0557 [QA−H]⁻ 179.0348 [CA−H]⁻ 135.0449 [CA−H−CO_2]⁻	新绿原酸[56,61]	A、C、I、J	酚酸类
37	19.486	$C_{16}H_{24}O_{10}$		375.1298 (0.2)		151.0727 [M−H−Glc−CO_2]⁻ 59.0185 [M−H−Glc−CO_2−C_6H_4O]⁻	8−表马钱子酸[38]	B、E	酚酸类
38	19.563	$C_6H_6O_3$	127.0388 (−1.0)		109.0292 [M+H−H_2O]⁺		5−羟甲基糠醛或异构体[41]	C、D、E、K、I	其他类
39	20.265	$C_7H_6O_3$		137.0263 (14.4)		109.0271 [M−H−CO]⁻ 108.0206	原儿茶醛[62-63]	A、B、C、I、K	其他类
40	21.211	$C_9H_8O_3$	165.0542 (1.0)		79.0561 [M+H−C_3H_2O_3]⁺ 67.05741 [M+H−C_5H_6O_2]⁺		对羟基肉桂酸[64]	B	酚酸类
41	21.406	$C_{16}H_{24}O_{10}$		375.1298 (0.4)		151.0786 [M−H−Glc−CO_2]⁻ 59.0188 [M−H−Glc−CO_2−C_6H_4O]⁻	马钱苷酸[38]	B、E	酚酸类
42	23.186	C_9H_8O	133.0640 (−5.8)		105.0664 [M+H−CO]⁺ 77.0392 [M+H−2CO]⁺ 55.0558		桂皮醛或异构体	B、E	其他类

续上表

No.	t_R/min	分子式	[M+H]$^+$ /10^{-6}	[M-H]$^-$ /10^{-6}	主要碎片离子 (m/z) 正离子	主要碎片离子 (m/z) 负离子	化合物	峰归属	化合物类型
43	23.189	$C_{22}H_{20}O_{10}$		445.0996 (32.5)		169.0131, 125.0232	没食子酸衍生物	D	酚酸类
44	23.514	$C_7H_6O_3$		137.0269 (13.9)		93.0357 [CA-H-CO$_2$]$^-$	对羟基苯甲酸[61]	D、E、J	酚酸类
45	23.591	$C_{14}H_{20}O_7$		299.1146 (2.4)		119.0490 [M-H-Glc]$^-$	红景天苷[65]	B	苯乙醇类
46	25.619	$C_{16}H_{18}O_9$		353.0878 (0.1)		191.0537 [QA-H]$^-$ 179.0328 [CA-H]$^-$ 173.0429 [QA-H-H$_2$O]$^-$ 135.0455 [CA-H-CO$_2$]$^-$	绿原酸异构体	A、C	酚酸类
47	26.441	$C_{16}H_{24}O_{10}$		375.1229 (0.5)		151.0775 [M-H-Glc-CO$_2$]$^-$ 59.0156 [M-H-Glc-CO$_2$-C$_6$H$_4$O]$^-$	马钱苷酸异构体[38]	B、E	酚酸类
48	27.801	$C_6H_6O_3$	127.0387 (-1.7)		109.0295 [M+H-H$_2$O]$^+$ 81.0355 [M+H-H$_2$O-CO]$^+$		5-羟甲基糠醛或异构体[41]		其他类
49	29.286	$C_{23}H_{28}O_{12}$		495.1512 (0.9)		333.1017 [M-H-Glu]$^-$ 281.0659, 165.0587, 137.0241, 93.0362	氧化芍药苷[55]	D	单萜类
50	29.928	$C_{16}H_{18}O_9$		353.0878 (1.4)		191.0537 [QA-H]$^-$	绿原酸[61,66-67]	A、C、I	酚酸类
51	30.722	$C_{27}H_{24}O_{18}$		635.0892 (0.3)		423.0642, 313.0616, 169.0125	三没食子酰葡萄糖或异构体[55]	D	糖类

续上表

No.	t_R/min	分子式	[M+H]$^+$ /10^{-6}	[M-H]$^-$ /10^{-6}	主要碎片离子 (m/z) 正离子	主要碎片离子 (m/z) 负离子	化合物	峰归属	化合物类型
52	31.777	$C_{20}H_{24}NO_4$	343.1720 (-16.8)		297.1141 [M+H-C$_2$H$_8$N]$^+$ 265.0805 [M+H-C$_2$H$_8$N-CH$_3$OH]$^+$		木兰花碱[58-69]		生物碱
53	31.872	$C_9H_8O_4$		179.0364 (5.0)		135.0453 [M-H-CO$_2$]$^-$	咖啡酸[68-69]	C、D、E、F、J	酚酸类
54	32.498	$C_{16}H_{18}O_9$		353.0884 (1.7)		191.0561 [QA-H]$^-$ 179.0345 [CA-H]$^-$ 135.0451 [CA-H-CO$_2$]$^-$	隐绿原酸[61]	A、C、I、J	酚酸类
55	34.448	$C_{27}H_{24}O_{18}$		635.0903 (2.0)		483.0731、465.0663、313.0597、169.0132	三没食子酰葡萄糖或异构体[55]	D	糖类
56	35.890	$C_{16}H_{22}O_{11}$		389.1093 (1.7)		209.0439 [M-H-Glc]$^-$ 165.0549 [M-H-Glc-CO$_2$]$^-$ 121.0657 [M-H-Glc-2CO$_2$]$^-$ 59.0174	去乙酰车叶草苷酸或异构体[55]	B	酚酸类
57	36.374	$C_{17}H_{19}NO_3$	286.1425 (-4.6)		269.1161 [M+H-NH$_3$]$^+$ 237.0912 [M+H-NH$_3$-CH$_3$OH]$^+$ 209.0953 [M+H-NH$_3$-CH$_3$OH-CO]$^+$ 175.0726、107.0505		乌药碱[68]	K	生物碱

续上表

No.	t_R/min	[M+H]$^+$/10^{-6}	[M-H]$^-$/10^{-6}	主要碎片离子 (m/z) 正离子	负离子	化合物	峰归属	化合物类型
58	37.127		403.1258 (1.8)		223.0651 [M-H-Glc]$^-$ 119.0339 [M-H-Glc-C$_2$H$_4$O$_2$-CO$_2$]$^-$	木犀榄苷-11-甲酯[70]	B	酚酸类
59	37.503		635.0913 (0.4)		483.0890, 423.0575, 169.0117	三没食子酰葡萄糖或异构体[55]	D	糖类
60	37.645		353.0879 (0.4)		191.0559 [QA-H]$^-$	绿原酸异构体[61]	A、C	酚酸类
61	37.658		505.1566 (0.7)		505.1566 [M-H+HCOOH]$^-$ 293.0894 [M-H-C$_9$H$_{10}$O$_3$]$^-$ 165.0557, 150.0316	丹皮酚原苷或异构体[55]	D	酚酸类
62	37.846	167.0702 (-0.2)		149.0594 [M+H-H$_2$O]$^+$ 121.0650 [M+H-H$_2$O-CO]$^+$		丹皮酚*[71]	B、C、D、E、F	酚酸类
63	38.829		635.0892 (0.9)		483.0812, 465.0717, 313.0605, 169.0130	三没食子酰葡萄糖或异构体[55]	D	糖类
64	39.438	579.1675 (5.8)		417.1169 [M-H-Glu]$^-$ 255.0632 [M-H-2Glu]$^-$		Daidzein-4, 7-Diglucoside 或异构体[72]	F	黄酮类
65	40.267		505.1551 (1.2)		505.1551 [M-H+HCOOH]$^-$ 293.0894 [M-H-C$_9$H$_{10}$O$_3$]$^-$ 165.0557, 150.0319	丹皮酚原苷或异构体[55]	D	酚酸类

分子式: 58 C$_{17}$H$_{24}$O$_{11}$; 59 C$_{27}$H$_{24}$O$_{18}$; 60 C$_{16}$H$_{18}$O$_9$; 61 C$_{20}$H$_{28}$O$_{12}$; 62 C$_9$H$_{10}$O$_3$; 63 C$_{27}$H$_{24}$O$_{18}$; 64 C$_{27}$H$_{30}$O$_{14}$; 65 C$_{20}$H$_{28}$O$_{12}$

续上表

No.	t_R/min	分子式	[M+H]$^+$/10^{-6}	[M-H]$^-$/10^{-6}	主要碎片离子 (m/z) 正离子	主要碎片离子 (m/z) 负离子	化合物	峰归属	化合物类型
66	41.373	$C_{23}H_{22}O_{11}$		473.1082 (-1.6)		405.1201 [M-H-68]$^-$；243.0675 [M-H-68-Glu]$^-$；173.0618 [M-H-68-Glu-CO-C$_2$H$_2$O]$^-$	二苯乙烯苷衍生物	A	苷类
67	42.578	$C_9H_8O_3$		163.0419 (9.1)		119.0593 [M-H-CO$_2$]$^-$	对羟基肉桂酸异构体[73]	C、F、J	酚酸类
68	42.691	$C_{23}H_{28}O_{11}$		479.1575 (1.9)		121.0337 [M-H-C$_{16}$H$_{22}$O$_9$]$^-$	芍药苷*[55]	D	单萜类
69	43.116	C_9H_8O	133.0641 (-5.3)		105.0697 [M+H-CO]$^+$；73.0677 [M+H-2CO]$^+$；55.0576		肉桂醛或异构体	B	其他类
70	43.195	$C_{10}H_8O_2$	161.0586 (-4.5)		143.0483 [M+H-H$_2$O]$^+$；133.0646 [M+H-CO]$^+$；115.0540 [M+H-H$_2$O-CO]$^+$；105.0712 [M+H-2CO]$^+$		1,5-萘二酚[49]	F	酚酸类
71	43.257	$C_{10}H_{10}O_4$	195.0639 (-4.9)		107.0500 [M+H-C$_4$H$_8$O$_2$]$^+$		阿魏酸[74]	F	酚酸类
72	44.685	$C_{30}H_{32}O_{16}$		647.1654 (5.6)		491.1299, 399.0941, 313.0594, 271.0466, 169.0142	没食子酰氧化芍药苷[55]	D	单萜类
73	44.746	$C_6H_6O_3$	127.0386 (-1.6)		109.0313 [M+H-H$_2$O]$^+$；81.0358 [M+H-H$_2$O-CO]$^+$		5-羟甲基糠醛或异构体[41]	D	其他类

续上表

No.	t_R/min	分子式	$[M+H]^+$ /10^{-6}	$[M-H]^-$ /10^{-6}	主要碎片离子 (m/z) 正离子	主要碎片离子 (m/z) 负离子	化合物	峰归属	化合物类型
74	45.107	$C_{27}H_{24}O_{18}$		635.0892 (4.5)		483.0908, 465.0717, 313.0582, 169.0154	三没食子酰葡萄糖或异构体[55]	D	糖类
75	45.221	$C_{10}H_{13}NO_2$	180.1011 (−4.0)		162.0912 $[M+H-H_2O]^+$, 138.0926 $[M+H-C_3H_6]^+$, 120.0813 $[M+H-C_3H_8O]^+$		苯胺灵[100]	C、D、J	其他类
76	45.888	$C_{10}H_8O_4$	193.0486 (−4.8)		178.0249 $[M+H-CH_3]^+$, 165.0525 $[M+H-2CH_3]^+$		6-羟基-7-甲氧基香豆素[75]	I	其他类
77	47.124	$C_{35}H_{46}O_{20}$		785.2566 (7.2)		623.2280 $[M-H-Glu]^-$, 161.0240 $[M-H-C_{26}H_{40}O_{17}]^-$	松果菊苷或异构体[76]	B	苯乙醇类
78	47.260	$C_{21}H_{20}O_9$	417.1158 (1.0)	415.1041 (1.5)	255.0651 $[M+H-Glu]^+$	252.0440 $[M-H-Glu]^-$	大豆苷*[77-78]	F	黄酮类
79	47.811	$C_{27}H_{32}O_{16}$		611.1654 (6.1)		445.1011 $[M-H-C_9H_{10}O_2]^-$, 169.0134 $[M-H-C_9H_{10}O_2-C_{11}H_{18}O_8]^-$	Suffruticoside C 或异构体[55]	D	酚酸类
80	48.045	C_9H_8O	133.0642 (−1.8)		105.0678 $[M+H-CO]^+$, 77.0414 $[M+H-2CO]^+$, 55.0583		肉桂醛或异构体	B	其他类
81	48.802	$C_{27}H_{32}O_{16}$		611.1654 (5.2)		445.1036 $[M-H-C_9H_{10}O_2]^-$, 169.0139 $[M-H-C_9H_{10}O_2-C_{11}H_{18}O_8]^-$	Suffruticoside C 或异构体[55]	D	酚酸类

续上表

No.	t_R/min	分子式	$[M+H]^+$ /10^{-6}	$[M-H]^-$ /10^{-6}	主要碎片离子 (m/z) 正离子	主要碎片离子 (m/z) 负离子	化合物	峰归属	化合物类型
82	49.197	$C_{10}H_{10}O_3$	179.0698 (−2.7)		133.0629 $[M+H-C_2H_4]^+$, 77.0413 $[M+H-C_4H_6O_4]^+$		对甲氧基桂皮酸[64]	B, D	酚酸类
83	49.564	$C_{24}H_{30}O_{12}$		555.1802 (4.7)		555.1802 $[M-H+HCOOH]^-$, 479.1602 $[M-H-C_2H_3]^-$, 327.1103 $[M-H-C_2H_3-152]^-$, 165.0563 $[M-H-C_2H_3-152-Glu]^-$, 151.0399, 107.0532	牡丹皮苷 D[55]	D	单萜类
84	49.570	$C_{34}H_{28}O_{22}$		787.1054 (6.9)		617.0835, 465.0787, 169.0120	四没食子酰葡萄糖或异构体[55]	D	糖类
85	50.173	$C_{35}H_{46}O_{20}$		785.2577 (7.8)		623.2274 $[M-H-Glu]^-$, 161.0242 $[M-H-C_{26}H_{40}O_{17}]^-$	松果菊苷或异构体	B	苯乙醇类
86	50.314	$C_{14}H_{12}O_4$	245.0799 (−3.8)		199.0742 $[M+H-HCOOH]^+$, 181.0642 $[M+H-HCOOH-H_2O]^+$		白皮杉醇	A	酚酸类
87	50.552	$C_{27}H_{32}O_{16}$		611.1660 (6.3)		445.1038 $[M-H-C_9H_{10}O_2]^-$, 169.0143 $[M-H-C_9H_{10}O_2-C_{11}H_{18}O_8]^-$	Suffruticoside C 或异构体[55]	D	酚酸类
88	50.770	$C_{22}H_{22}O_{10}$		787.1052 (6.7)		617.0915, 465.0797, 169.0141	四没食子酰葡萄糖或异构体[55]	D	糖类

续上表

No.	t_R/min	分子式	$[M+H]^+$ /10^{-6}	$[M-H]^-$ /10^{-6}	主要碎片离子 (m/z) 正离子	负离子	化合物	峰归属	化合物类型
89	50.947	$C_{22}H_{22}O_{10}$	447.1260 (0.4)	445.1155 (3.2)	285.0746 $[M+H-Glu]^+$	283.0633 $[M-H-Glu]^-$ 239.0835 $[M-H-Glu-C_2H_2O]^-$	黄豆黄苷[78]	F	黄酮类
90	51.737	$C_{17}H_{24}O_{11}$		403.1258 (2.8)		223.0651 $[M-H-Glu-H_2O]^-$ 119.0397 $[M-H-Glu-H_2O-C_2H_4O_2-CO_2]^-$	木樨榄苷-11-甲酯异构体	B	酚酸类
91	52.275	$C_{27}H_{32}O_{16}$		611.1651 (4.6)		445.1045 $[M-H-C_9H_{10}O_2]^-$ 169.1045 $[M-H-C_9H_{10}O_2-C_{11}H_{18}O_8]^-$	Suffruticoside C 或异构体[55]	D	酚酸类
92	52.443	$C_{17}H_{20}N_4O_6$	377.1441 (−4.0)		243.0856, 172.0848		维生素 B_2	C、E	其他类
93	52.584	C_9H_8O	133.0643 (−0.9)		105.0715 $[M+H-CO]^+$ 77.0414 $[M+H-2CO]^+$ 55.0558		肉桂醛或异构体	B	其他类
94	53.113	$C_{27}H_{32}O_{16}$		611.1651 (1.6)		445.1045 $[M-H-C_9H_{10}O_2]^-$ 169.0145 $[M-H-C_9H_{10}O_2-C_{11}H_{18}O_8]^-$	Suffruticoside C 或异构体[55]	D	酚酸类
95	53.184	$C_{20}H_{22}O_9$	407.1314 (−4.4)	405.1208 (4.3)	245.0797 $[M+H-Glc]^+$ 151.0390 $[M+H-Glc-C_6H_5O]^+$	243.0678 $[M-H-Glu]^-$ 173.0613 $[M-H-Glu-CO-C_2H_2O]^-$ 149.0246 $[M-H-Glu-C_6H_5O]^-$ 137.0242 $[M-H-Glu-C_7H_6O]^-$	二苯乙烯苷*[79]	A	芪类

续上表

No.	t_R/min	分子式	[M+H]$^+$ /10^{-6}	[M-H]$^-$ /10^{-6}	主要碎片离子 (m/z)		化合物	峰归属	化合物类型
					正离子	负离子			
96	53.188	$C_{23}H_{22}O_{11}$		473.1091 (0.3)		405.1274 [M-H-68]$^-$ 243.0669 [M-H-68-Glu]$^-$	二苯乙烯苷衍生物	A	芪类
97	53.953	$C_{27}H_{32}O_{16}$		611.1649 (5.1)		445.1040 [M-H-C$_9$H$_{10}$O$_2$]$^-$ 169.0146 [M-H-C$_9$H$_{10}$O$_2$-C$_{11}$H$_{18}$O$_8$]$^-$	Suffruticoside C 或异构体[55]	D	酚酸类
98	54.314	$C_{21}H_{20}O_{12}$	465.1005 (-5.3)	463.0903 (0.4)	303.0488 [M+H-Glc]$^+$ 304.0508	301.0364 [M-H-Glc]$^-$ 300.0279	金丝桃苷[80-83]	D, I	黄酮类
99	55.485	$C_{35}H_{46}O_{20}$		785.2568 (6.2)		623.2227 [M-H-Glc]$^-$ 161.0237 [M-H-C$_{26}$H$_{40}$O$_{17}$]$^-$	松果菊苷或异构体[55]	B	苯乙醇类
100	55.567	$C_{30}H_{32}O_{15}$		631.7104 (-5.6)		613.1645 [M-H-H$_2$O]$^-$ 491.1282 [M-H-H$_2$O-C$_7$H$_6$O$_2$]$^-$ 313.0569, 169.0131	没食子酰芍药苷[55,84]	D	单帖类
101	56.132	$C_{21}H_{20}O_{10}$	433.1110 (-3.9)	431.1002 (3.4)	271.0583 [M+H-Glu]$^+$	269.0455 [M-H-Glu]$^-$	染料木苷[78]	F	黄酮类
102	56.458	$C_{25}H_{24}O_{12}$		515.1217 (0.9)		353.0913 [M-H-C$_9$H$_6$O$_3$]$^-$ 335.0779 [M-H-CA]$^-$ 191.0610 [QA-H]$^-$ 179.0349 [CA-H]$^-$ 135.0488 [CA-H-CO$_2$]$^-$	二咖啡酰奎宁酸[38]	C	酚酸类

续上表

No.	t_R/min	分子式	[M+H]$^+$ /10^{-6}	[M-H]$^-$ /10^{-6}	主要碎片离子（m/z） 正离子	主要碎片离子（m/z） 负离子	化合物	峰归属	化合物类型
103	56.601	$C_{21}H_{20}O_{12}$	465.1005 (-4.8)	463.0903 (3.0)	303.0488 [M+H-Glu]$^+$ 304.0508	301.0364 [M-H-Glu]$^-$ 300.0279 151.0053 RDA 裂解	异槲皮苷[80-83]	D	黄酮类
104	57.040	$C_{27}H_{32}O_{16}$		611.1654 (4.6)		445.1020 [M-H-$C_9H_{10}O_2$]$^-$ 169.0151 [M-H-$C_9H_{10}O_2$-$C_{11}H_{18}O_8$]$^-$ 469.1404	Suffruticoside C 或异构体[55]	D	酚酸类
105	57.678	$C_{31}H_{42}O_{18}$		701.2352 (7.7)		315.1112 [M-H-$C_{17}H_{22}O_{10}$]$^-$ 135.0454 [M-H-$C_{23}H_{34}O_{16}$]$^-$	新女贞苷	B	环烯醚萜类
106	58.193	$C_{34}H_{44}O_{19}$		755.2468 (7.0)		593.2175 [M-H-$C_9H_6O_3$]$^-$ 161.0246 [M-H-$C_{16}H_{32}O_9$]$^-$	连翘酯苷 B[83]	B	苯乙醇类
107	58.457	$C_{35}H_{46}O_{20}$		785.2577 (7.2)		623.2278 [M-H-Glu]$^-$ 161.0246 [M-H-$C_{26}H_{40}O_{17}$]$^-$ 461.1705 [M-H-Caffeoy]$^-$ 161.0247 [M-H-$C_{20}H_{28}O_{11}$]$^-$	松果菊苷或异构体[55]	B	苯乙醇类
108	59.278	$C_{29}H_{36}O_{15}$		623.2031 (7.2)		H_2O]$^-$ 135.0451 [M-H-Caffeoy-$C_6H_{10}O_4$-Glc]$^-$ 353.0913 [M-H-$C_9H_6O_3$]$^-$	毛蕊花糖苷*[50]	E	苯乙醇类
109	59.594	$C_{25}H_{24}O_{12}$	517.1312 (-5.5)	515.1229 (6.6)	499.1177 [M+H-H_2O]$^+$ 163.0385 [M+H-QA-$C_9H_6O_3$]$^+$ 145.0266 [M+H-QA-CA]$^+$	335.0783 [M-H-CA]$^-$ 191.0563 [QA-H]$^-$ 179.0352 [CA-H]$^-$ 135.0454 [CA-CO_2]$^-$	二咖啡酰奎宁酸[38]	C、I	酚酸类

续上表

No.	t_R/min	分子式	$[M+H]^+$ /10^{-6}	$[M-H]^-$ /10^{-6}	主要碎片离子 (m/z) 正离子	主要碎片离子 (m/z) 负离子	化合物	峰归属	化合物类型
110	60.436	$C_{25}H_{24}O_{12}$		515.1232 (5.0)		353.0910 $[M-H-C_9H_6O_3]^-$ 191.0565 $[QA-H]^-$ 179.0340 $[CA-H]^-$ 135.0443 $[CA-H-CO_2]^-$	二咖啡酰奎宁酸[38]	C、I	酚酸类
111	60.527	$C_{31}H_{42}O_{17}$		685.2414 (8.2)		523.1895 $[M-H-Glu]^-$ 453.1459 $[M-H-C_{10}H_{16}O_6]^-$ 299.1161 $[M-H-C_{17}H_{22}O_{10}]^-$	特女贞苷异构体	B	环烯醚萜类
112	61.304	$C_{11}H_{14}O_5$	227.0903 (-4.2)		121.0647, 77.0408		京尼平	B	环烯醚萜类
113	61.321	$C_{21}H_{20}O_{11}$		447.0959 (5.9)		285.0422 $[M-H-Glu]^-$	木樨草素-7-O-β-D-葡萄糖苷[62]	B	黄酮类
114	62.411	$C_{25}H_{24}O_{12}$		515.1234 (5.5)		353.0894 $[M-H-C_9H_6O_3]^-$ 191.0561 $[QA-H]^-$ 179.0335 $[CA-H]^-$ 135.0468 $[CA-H-CO_2]^-$	二咖啡酰奎宁酸[38]	C	酚酸类
115	62.655	$C_{21}H_{20}O_{12}$	465.1003 (-5.3)	463.0913 (5.7)	303.0501 $[M+H-Glu]^+$ 304.0525 $[M+H-Glu+H]^+$ 85.0313	301.0366 $[M-H-Glu]^-$ 300.0296 $[M-H-Glu-H]^-$ 271.0279 $[M-H-Glu-CH_2O]^-$ 255.0324 $[M-H-Glu-CH_2CH_2O-O]^-$ 151.0048 RDA 裂解	槲皮素-O-己糖苷[73,80-81,84]	D、I	黄酮类

续上表

No.	t_R/min	分子式	[M+H]+ /10^-6	[M-H]- /10^-6	主要碎片离子 (m/z) 正离子	主要碎片离子 (m/z) 负离子	化合物	峰归属	化合物类型
116	62.897	$C_{27}H_{30}O_{16}$	611.1573 (−5.5)	609.1501 (6.5)	303.0494 [M+H−Rha−Glu]+	301.0377 [M−H−Rha−Glu]-	芦丁[85-86]	C, I, L	黄酮类
117	63.795	$C_{30}H_{32}O_{14}$		615.1765 (6.8)		431.1384, 281.0677, 137.0241	牡丹皮苷 H[55]	D	单萜类
118	64.032	$C_{14}H_6O_8$		301.0005		283.9978 [M−H−H$_2$O]-; 229.0518 [M−H−2CO]-; 145.0302 [M−H−3CO]-	鞣花酸[87]	A	酚酸类
119	64.042	$C_{14}H_{12}O_4$	245.0796 (−3.8)		199.0746 [M+H−HCOOH]+; 181.0631 [M+H−HCOOH−H$_2$O]+		白皮杉醇异构体	A, E	酚酸类
120	64.315	$C_{31}H_{42}O_{17}$		685.2414 (8.8)		523.1895 [M−H−Glu]-; 453.1459 [M−H−C$_{10}$H$_{16}$O$_6$]-; 299.1161 [M−H−C$_{17}$H$_{22}$O$_{10}$]-; 353.0924 [M−H−C$_9$H$_6$O$_3$]-	特女贞苷*[88]	B	环烯醚萜类
121	64.348	$C_{25}H_{24}O_{12}$		515.1204 (0.2)		191.0578 [QA−H]-; 179.0346 [CA−H]-; 135.0443 [CA−H−CO$_2$]-	三咖啡酰奎宁酸[38]	C	酚酸类
122	65.334	$C_{29}H_{36}O_{15}$	625.2091 (−5.7)	623.2031 (8.0)	163.0387 [M+H−C$_{20}$H$_{28}$O$_{11}$−H$_2$O]+	461.1705 [M−H−Caffeoy]-; 161.0247 [M−H−C$_{20}$H$_{28}$O$_{11}$−H$_2$O]-	异毛蕊花糖苷[56]	E	苯乙醇类

续上表

No.	t_R/min	分子式	$[M+H]^+$ /10^{-6}	$[M-H]^-$ /10^{-6}	主要碎片离子 (m/z) 正离子	负离子	化合物	峰归属	化合物类型
123	67.203	$C_{30}H_{38}O_{15}$		637.2184 (6.7)		461.1608, 175.0403	焦地黄苯乙醇D或异构体[89]	E	苯乙醇类
124	68.559	$C_{25}H_{24}O_{12}$	517.1312 (5.5)	515.1229 (6.7)	499.1177 $[M+H-H_2O]^+$, 163.0385 $[M+H-QA-C_9H_6O_3]^+$, 145.0266 $[M+H-QA-CA]^+$	353.0925 $[M-H-C_9H_6O_3]^-$, 191.0563 $[QA-H]^-$, 179.0350 $[CA-H]^-$, 135.0452 $[CA-H-CO_2]^-$	二咖啡酰奎宁酸[38]	C、I	酚酸类
125	70.043	$C_{15}H_8O_7$		299.0214 (5.7)		271.0266 $[M-H-CO]^-$, 243.0301 $[M-H-2CO]^-$, 227.0351 $[M-H-CO-CO_2]^-$, 201.0202 $[M-H-CO-CO_2-C_2H_2]^-$	去甲基鳢肠菊内酯[67]	C	香豆草醚类
126	70.747	$C_{25}H_{32}O_{13}$		539.1806 (6.7)		377.1282 $[M-H-Glu]^-$, 307.0850 $[M-H-Glu-C_4H_6O]^-$, 275.0938 $[M-H-C_{15}H_{15}O_5]^-$	橄榄苦苷[70]	B	环烯醚萜类
127	71.254	$C_{21}H_{20}O_{11}$	449.1050 (−5.4)		287.0538 $[M+H-Glu]^+$		山柰酚−3−O−葡萄糖苷[90]	B、C	黄酮类
128	71.928	$C_{31}H_{42}O_{17}$		685.2414 (8.5)		523.1895 $[M-H-Glu]^-$, 453.1459 $[M-H-Glu-C_{10}H_{16}O_6]^-$, 299.1161 $[M-H-C_{17}H_{22}O_{10}]^-$	特女贞苷异构体	B	环烯醚萜类
129	72.062	$C_{30}H_{38}O_{15}$		637.2200 (9.8)		461.1655, 175.0403	焦地黄苯乙醇D或异构体[89]	E	苯乙醇类

续上表

No.	t_R/min	分子式	[M+H]+ /10^-6	[M-H]- /10^-6	主要碎片离子 (m/z) 正离子	主要碎片离子 (m/z) 负离子	化合物	峰归属	化合物类型
130	74.027	$C_{30}H_{38}O_{15}$		637.2184 (7.2)		461.1731, 175.0366	焦地黄苯乙醇D或异构体[89]	E	苯乙醇类
131	74.737	$C_{30}H_{32}O_{13}$		599.1819 (8.2)		581.1746 $[M-H-H_2O]^-$, 431.1365, 281.0678, 137.0241	苯甲酰氧化芍药苷[55]	D	单萜类
132	75.554	$C_{15}H_{10}O_4$		253.0523 (6.7)		225.0574 $[M-H-CO]^-$, 209.0595 $[M-H-CO_2]^-$	大豆苷元*	F	黄酮类
133	76.371	$C_{48}H_{64}O_{27}$		1071.3669 (10.0)		685.2587 $[M-H-C_{17}H_{22}O_{10}]^-$, 523.1987 $[M-H-C_{17}H_{22}O_{10}-Glu]^-$	女贞苷G13[70]	B	环烯醚萜类
134	76.426	$C_{30}H_{38}O_{15}$		637.2192 (8.5)		461.1725, 175.0401	焦地黄苯乙醇D或异构体[89]	E	苯乙醇类
135	77.311	$C_{30}H_{32}O_{13}$		599.1819 (8.1)		477.1501 $[M-H-C_7H_6O_2]^-$, 165.0551 $[M-H-C_7H_6O_2-C_{14}H_{16}O_8]^-$, 137.0425 $[M-H-C_{23}H_{26}O_{10}]^-$, 93.0352 $[M-H-C_{23}H_{26}O_{10}-CO_2]^-$	牡丹皮苷C[55]	D	单萜类
136	77.315	$C_{31}H_{40}O_{15}$		651.2342 (7.3)		193.0502 $[M-H-C_{21}H_{30}O_{11}]^-$, 175.0403 $[M-H-C_{21}H_{30}O_{11}-H_2O]^-$	肉苁蓉苷D或异构体[91]	E	苯乙醇类

续上表

No.	t_R/min	分子式	$[M+H]^+$ $/10^{-6}$	$[M-H]^-$ $/10^{-6}$	主要碎片离子（m/z） 正离子	主要碎片离子（m/z） 负离子	化合物	峰归属	化合物类型
137	78.207	$C_{27}H_{30}O_{14}$	579.1425 (−7.8)	577.1606 (7.6)	433.1131 $[M+H-Rha]^+$ 271.0580 $[M+H-Rha-Glu]^+$	269.0473 $[M-H-Rha-Glu]^-$	野漆树苷	B	黄酮类
138	78.486	$C_{48}H_{64}O_{27}$		1071.3672 (10.3)		685.2501 $[M-H-C_{17}H_{22}O_{10}]^-$ 523.1711 $[M-H-C_{17}H_{22}O_{10}-Glu]^-$	女贞苷 G13 异构体	B	环烯醚萜类
139	78.937	$C_{15}H_{10}O_6$	287.0539 (−3.6)	285.0418 (7.4)	153.0176 $[M+H-C_8H_6O_2]^+$	175.0405 $[M-H-C_6H_6O_2]^-$ 133.0282 $[M-H-C_7H_4O_4]^-$ 353.0913 $[M-H-C_9H_6O_3]^-$	木犀草素[61]	B、C	黄酮类
140	78.968	$C_{25}H_{24}O_{12}$		515.1221 (3.9)		191.0571 $[QA-H]^-$ 179.0335 $[CA-H]^-$ 135.0457 $[CA-H-CO_2]^-$	二咖啡酰奎宁酸[38]	C	酚酸类
141	79.238	$C_{16}H_{12}O_5$		283.0635 (5.5)		268.0409 $[M-H-CH_3]^-$ 240.0421 $[M-H-CH_3-CO]^-$	黄豆黄素[78]	F	黄酮类
142	80.028	$C_{15}H_{10}O_7$		303.0377 (5.9)		273.0348 $[M-H-CH_2O]^-$ 151.0035 RDA 裂解	槲皮素[80]	B、C、I	黄酮类
143	80.106	$C_{23}H_{22}O_{11}$		473.1091 (5.7)		269.0480 $[M-H-(6'-O-乙酰基-Glu)]^-$	大黄素-8-O-(6'-O-乙酰)-β-D-葡萄糖苷异构体[78]	A	蒽醌类
144	81.509	$C_{31}H_{40}O_{15}$		651.2335 (6.2)		193.0502 $[M-H-C_{21}H_{30}O_{11}]^-$ 175.0403 $[M-H-C_{21}H_{30}O_{11}-H_2O]^-$	肉苁蓉苷 D 或异构体[91]	E	苯乙醇类

续上表

No.	t_R/min	分子式	$[M+H]^+$ /10^{-6}	$[M-H]^-$ /10^{-6}	主要碎片离子（m/z）		化合物	峰归属	化合物类型
					正离子	负离子			
145	81.510	$C_{48}H_{64}O_{27}$		1071.3652 (8.4)		685.2482 $[M-H-C_{17}H_{22}O_{10}]^-$, 523.1811 $[M-H-C_{17}H_{22}O_{10}-Glu]^-$, 456.1424	女贞苷 G13 异构体	B	环烯醚萜类
146	81.957	$C_{25}H_{28}O_{12}$		519.1546 (7.3)		227.0577, 209.0510, 161.0604	6'-O-反式-肉桂酰 8-表金吉苷酸	B	酚酸类
147	83.573	$C_{31}H_{40}O_{15}$		651.2354 (8.6)		193.0502 $[M-H-C_{21}H_{30}O_{11}]^-$, 175.0403 $[M-H-C_{21}H_{30}O_{11}-H_2O]^-$	肉苁蓉苷 D 或异构体[91]	E	苯乙醇类
148	84.045	$C_{15}H_{10}O_{6}$	287.0540 (-3.6)	285.0426 (4.9)	153.0175 $[M+H-C_8H_6O_2]^+$	175.0411 $[M-H-C_6H_6O_2]^-$, 151.0029 RDA 裂解, 133.0288 $[M-H-C_7H_4O_4]^-$	香豌豆酚[41,61]	B, C	黄酮类
149	84.878	$C_{15}H_{10}O_{5}$		269.0473 (6.6)		225.0563 $[M-H-CO_2]^-$, 159.0450, 133.0277	染料木素[78]	F	黄酮类
150	86.006	$C_{16}H_{10}O_{7}$	315.0486 (-4.1)	313.0380 (5.9)	297.0371 $[M+H-H_2O]^+$, 287.0526 $[M+H-CO]^+$, 259.0566 $[M+H-2CO]^+$, 231.0632 $[M+H-3CO]^+$	298.0140 $[M-H-CH_3]^-$, 242.0237 $[M-H-CH_3-2CO]^-$	鳢肠内脂*	C	香豆草醚类
151	86.472	$C_{48}H_{64}O_{27}$		1071.3671 (10.2)		685.2335 $[M-H-C_{17}H_{22}O_{10}]^-$, 523.2005 $[M-H-C_{17}H_{22}O_{10}-Glu]^-$	女贞苷 G13 异构体	B	环烯醚萜类

续上表

No.	t_R/min	分子式	[M+H]+ /10^-6	[M-H]- /10^-6	主要碎片离子 (m/z) 正离子	主要碎片离子 (m/z) 负离子	化合物	峰归属	化合物类型
152	87.524	$C_{31}H_{40}O_{15}$		651.2438 (8.2)		193.0502 [M-H-$C_{21}H_{30}O_{11}$]-, 175.0403 [M-H-$C_{21}H_{30}O_{11}$-H_2O]-	肉苁蓉苷 D 或异构体	E	苯乙醇类
153	88.567	$C_{30}H_{32}O_{12}$		583.1721 (6.5)		431.1394 [M-H-$C_7H_6O_2$-CHOH]-, 121.0291 [$C_7H_6O_2$]-	苯甲酰芍药苷[55]	D	单萜类
154	91.354	$C_{21}H_{20}O_{10}$		431.1014 (6.1)		269.0474 [M-H-Glu]-, 225.0562 [M-H-Glu-CO_2]-	大黄素-8-O-β-D-葡萄糖苷 或大黄素-1-O-β-D-葡萄糖苷[92-95]	A	蒽醌类
155	92.384	$C_{15}H_{10}O_5$		269.0475 (7.2)		225.0574 [M-H-CO_2]-, 151.0037 [$A^{1,3}$]-	芹菜素[96]	B、C、J	黄酮类
156	94.135	$C_{28}H_{32}O_{14}$	593.1828 (-6.2)		447.1249, 285.0742		蒙花苷[67]	C	黄酮类
157	94.503	$C_{17}H_{14}O_7$		329.330		314.0479, 299.0240, 271.0236	橙黄决明素[67]	A	蒽醌类
158	95.967	$C_{48}H_{64}O_{27}$		1071.3673 (10.3)		685.2476, 523.1858, 299.1176	女贞苷 G13 异构体	B	环烯醚萜类
159	99.627	$C_{24}H_{22}O_{13}$		517.1027 (5.5)		473.1130 [M-H-CO_2]-, 269.0481 [M-H-(6'-O-丙二酰-Glu]-, 225.0575 [M-H-(6'-O-丙二酰-Glu)-CO_2]-	大黄素-8-O-(6'-O-丙二酰)-β-D-葡萄糖苷[93,95]	A	蒽醌类

续上表

No.	t_R/min	分子式	$[M+H]^+$ /10^{-6}	$[M-H]^-$ /10^{-6}	主要碎片离子 (m/z) 正离子	主要碎片离子 (m/z) 负离子	化合物	峰归属	化合物类型
160	101.288	$C_{22}H_{22}O_{10}$		445.1164 (5.4)		283.0633 $[M-H-Glu]^-$ 240.0441 $[M-H-Glu-CH_3-CO]^-$	大黄素甲醚 - 8 - $O-\beta-D-$葡萄糖苷[92-93]	A	蒽醌类
161	102.191	$C_{15}H_{10}O_5$		269.0476 (7.7)		241.0520 $[M-H-CO]^-$ 225.0570 $[M-H-CO_2]^-$	大黄素*[92-95]	A	蒽醌类
162	105.234	$C_{23}H_{22}O_{11}$		473.1117 (0.3)		197.0609 $[M-H-CO-CO_2]^-$ 182.0373 $[M-H-CO-CO_2-CH_3]^-$ 269.0669 $[M-H-(6'-O-$乙酰基$-Glu)]^-$ 225.0535 $[M-H-(6'-O-$乙酰基$-Glu)-CO_2]^-$	大黄素 - 8 - O - (6' - O - 乙酰) - $\beta-D-$葡萄糖苷[92,95]	A	蒽醌类
163	110.638	$C_{16}H_{12}O_5$		283.0625 (5.4)		268.0383 $[M-H-CH_3]^-$ 240.0443 $[M-H-CH_3-CO]^-$	刺槐素[52]	A	黄酮类
164	111.111	$C_{30}H_{48}O_6$	505.3487 (-6.4)		469.3286 $[M+H-2H_2O]^+$ 415.2812 $[M+H-H_2O-C_4H_8O]^+$		16 - 氧代泽泻醇A[98]	G	三萜类
165	111.171	$C_{32}H_{48}O_6$	529.3480 (8.3)		451.3165 $[M+H-CH_3COOH-H_2O]^+$		24 - 乙酰泽泻醇C[98]	G	三萜类
166	111.185	$C_{32}H_{50}O_7$	547.3585 (-7.8)		415.2842 $[M+H-C_6H_{12}O_3]^+$		16 - 氧代 - 24 - 乙酰泽泻醇A[98]	G	三萜类

续上表

No.	t_R/min	分子式	$[M+H]^+$ /10^{-6}	$[M-H]^-$ /10^{-6}	主要碎片离子 (m/z) 正离子	主要碎片离子 (m/z) 负离子	化合物	峰归属	化合物类型
167	111.472	$C_{16}H_{12}O_5$	285.0749 (−3.1)	283.0625 (4.7)	242.0552 $[M+H-CH_3CO]^+$	268.0416 $[M-H-CH_3]^-$ 240.0043 $[M-H-CH_3CO]^-$	大黄素甲醚*[92−95]	A	蒽醌类
168	111.511	$C_{30}H_{48}O_4$	473.3591 (−7.2)		455.3498 $[M+H-H_2O]^+$		泽泻醇 B[98]	G	三萜类
169	111.331	$C_{36}H_{58}O_9$		633.4060 (8.2)			旱莲苷 A*	C	三萜类
170	112.733	$C_{30}H_{46}O_5$	487.3389 (−7.2)		469.3295 $[M+H-H_2O]^+$ 451.3183 $[M+H-2H_2O]^+$ 397.2716 $[M+H-H_2O-C_4H_8O]^+$		泽泻醇 C[98]	G	三萜类
171	112.862	$C_{30}H_{48}O_5$	489.3540 (−7.0)		471.3437 $[M+H-H_2O]^+$ 453.3334 $[M+H-2H_2O]^+$		泽泻醇 F[99]	G	三萜类
172	112.878	$C_{32}H_{46}O_5$	511.3382 (−7.1)		451.3183 $[M+H-CH_3COOH]^+$		23−乙酰泽泻醇 L[99]	G	三萜类
173	113.214	$C_{30}H_{44}O_4$	469.3273 (−7.8)		397.2712 $[M+H-C_4H_8O]^+$ 353.2475 $[M+H-C_4H_8O-CO_2]^+$		泽泻醇 L[99]	G	三萜类

注：Glc：葡萄糖；Rib：核糖；CA：咖啡酸；QA：奎宁酸；Rha：鼠李糖；* 表示与对照品对照。
A：何首乌；B：女贞子；C：墨旱莲；D：牡丹皮；E：地黄；F：黑豆；G：泽泻；H：山药；I：桑葚；J：麦冬；K：黑枣；L：茯苓。

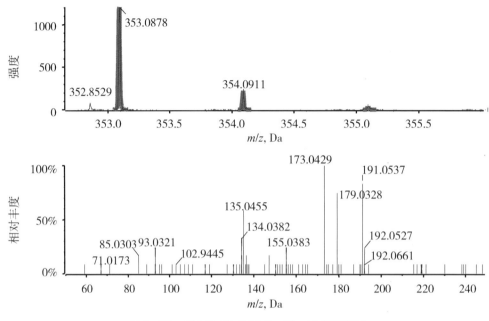

图 1-19　化合物 50 负模式一级、二级质谱图

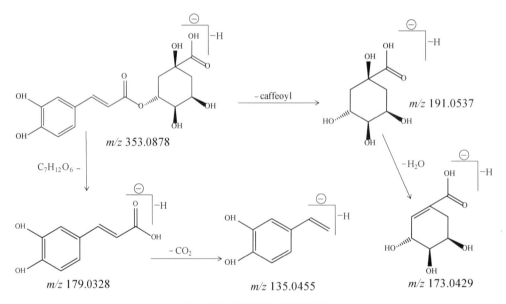

图 1-20　绿原酸的裂解途径

（二）黄酮类成分分析

几乎所有绿色植物中都含有黄酮类化合物，其生物活性多种多样，如抗心血管疾病、抗肿瘤、保肝、抗氧化、抗菌、抗病毒等。天然黄酮类化合物通过 A 环 C-7

位上的羟基与苷元连接以苷的形式存在。在质谱中，黄酮苷类以断裂母核连接的糖配基为主，而黄酮母核主要以 RDA 反应裂解。确证和指认的黄酮类化合物，包括黄酮苷类、异黄酮苷类；黄酮类为 2 - 苯基苯骈 α - 吡喃酮结构的化合物，异黄酮为 3 - 苯基苯骈 α - 吡喃酮结构的化合物。

以化合物 103 为例，在负模式下（图 1 - 21），准分子离子峰［M - H］⁻ m/z 463.0903，丢失一分子葡萄糖基，产生 m/z 301.0364 子离子，继而发生 RDA 反应，其 C 环上的碳键 1、3 断裂，形成碎片离子 m/z 151.0053（$^{1,3}A^{-}$）（图 1 - 22）。根据文献[80-83]，推测该化合物为异槲皮苷。

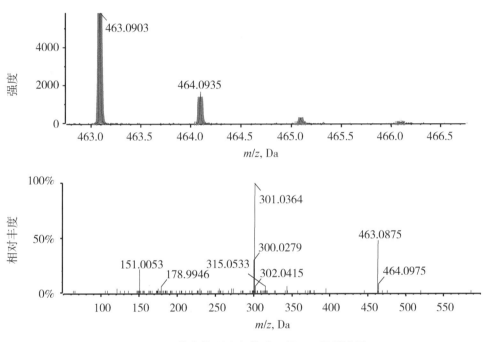

图 1 - 21　化合物 103 负模式一级、二级质谱图

（三）苯乙醇类成分分析

天然苯乙醇类化合物主要和糖苷形成苯乙醇苷类化合物，广泛存在于双子叶植物中，具有抗炎、抗病毒、抗肿瘤、抗氧化、免疫调节等药理活性。

苯乙醇类化合物裂解途径主要为酯苷键断裂和糖苷键断裂，如化合物 108，在负模式下（图 1 - 23），准分子离子峰［M - H］⁻ m/z 623.2031，酯苷键断丢失咖啡酰基中性分子，产生 m/z 461.1705 碎片离子，然后丢失鼠李糖残基和中心葡萄糖，并继续脱水形成 m/z 135.0451 碎片离子；此外，糖苷键断裂丢失鼠李糖残基和葡萄糖残基后脱水形成 m/z 161.0247 碎片离子（图 1 - 24）。该化合物裂解途径与文献[50]报道一致，并经对照品对照，确证其为毛蕊花糖苷。

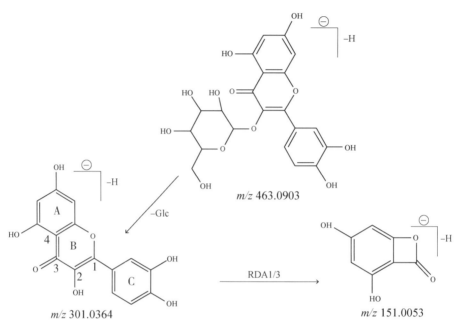

图1-22 异槲皮苷的裂解途径

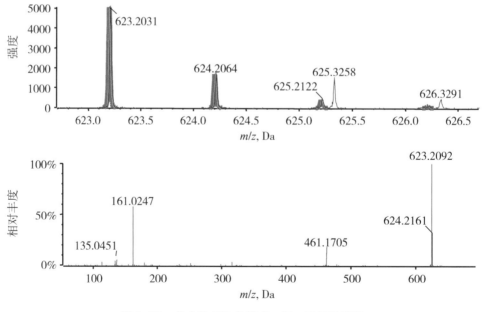

图1-23 化合物108负模式一级、二级质谱图

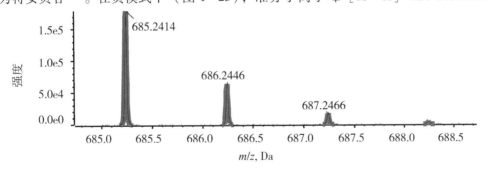

图 1-24 毛蕊花糖苷裂解途径

（四）环烯醚萜类成分分析

确证和指认的环烯醚萜类化合物，主要为特女贞苷与其异构体以及衍生物。如化合物120，该化合物保留时间和质谱裂解行为与特女贞苷对照品一致，被确证其为特女贞苷[88]。在负模式下（图1-25），准分子离子峰［M－H］⁻ m/z 685.2414

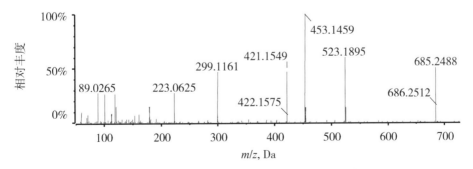

图 1-25 化合物 120 负模式一级、二级质谱图

裂解丢失 1 分子葡糖苷中性分子产生 m/z 523.1895 碎片离子，A 环裂环脱去 1 分子 C_4H_6O 中性分子后重排产生 m/z 453.1459 碎片离子，或准分子离子峰 $[M-H]^-$ m/z 685.2414 裂解脱去 1 分子 $C_{17}H_{22}O_{10}$ 中性分子产生 m/z 299.1161 碎片离子，该离子峰为红景天苷质子化离子峰（图 1-26）。

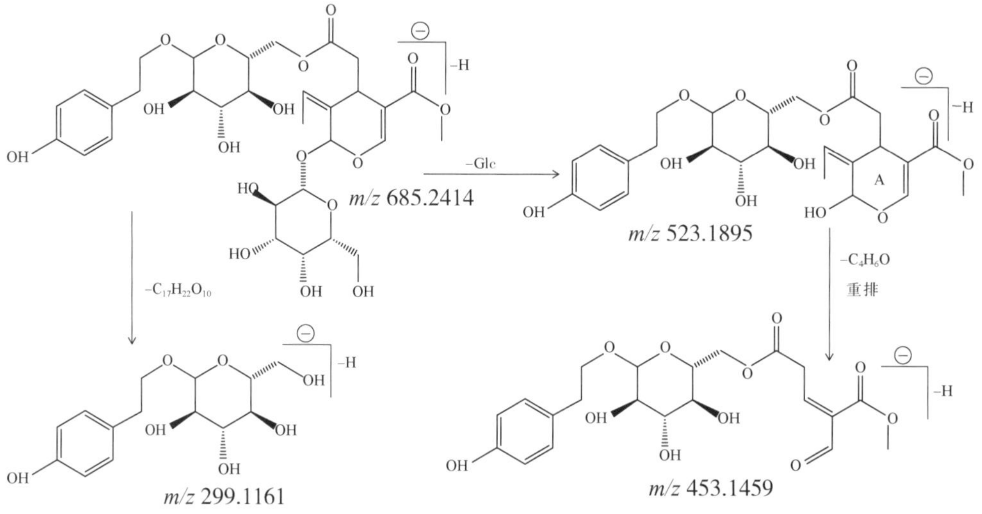

图 1-26　特女贞苷裂解途径

（五）蒽醌类成分分析

蒽醌类化合物主要存在于蓼科、鼠李科、茜草科等高等植物中，以游离苷元和糖苷两种形式存在于植物体内；生物活性多样，主要为泻下、抗菌抗炎、抗氧化作用。蒽醌类化合物负模式峰容量大，质谱响应更好，通过对照品对比、相对分子量、碎片离子分析及文献查阅[92-95]，确证和指认的蒽醌类化合物，包括游离蒽醌和结合型蒽醌。

化合物 161：在负模式下（图 1-27），准分子离子峰 m/z 269.0476 $[M-H]^-$，主要离子碎片 m/z 241.0520、m/z 225.0570 为准分子离子分别失去一个 CO、CO_2 得到，m/z 197.0609 则是碎片 m/z 241.0520 裂解去 CO_2 中性碎片或 m/z 225.0570 裂解去 CO 中性碎片得到碎片峰，继续裂解去 CH_3 中性碎片得到 m/z 182.0373 碎片峰，与大黄素裂解途径[92-94]相同（图 1-28），且与对照品数据一致，即确证其为大黄素。

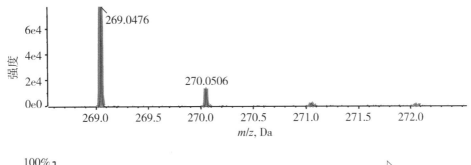

图 1-27 化合物 161 负模式一级、二级质谱图

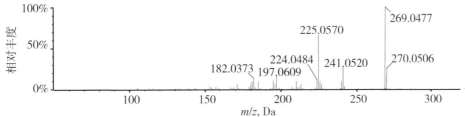

图 1-28 大黄素裂解途径

化合物 154：在负模式下（图 1-29），准分子离子峰 m/z 431.1014 $[M-H]^-$，m/z 269.0474 为失去取代糖基生成苷元得到的碎片，苷元碎裂失去 CO_2 中性碎片得到 m/z 225.0562 碎片峰，其离子碎片峰与大黄素葡萄糖苷[92-95]一致，据此推测为大黄素葡萄糖苷（大黄素 -8-O-β-D-葡萄糖苷或大黄素 -1-O-β-D-葡萄糖苷）。

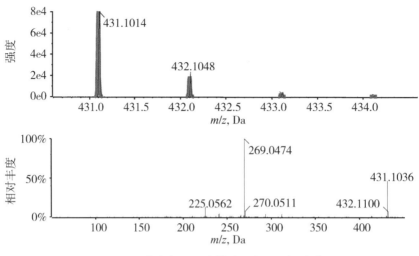

图 1-29 化合物 154 负模式一级、二级质谱图

（六）三萜类成分分析

本研究指认的三萜类化合物，属于泽泻醇类。在正模式下泽泻醇类主要裂解脱水。以化合物 170 为例，在正模式下（图 1-30），准分子离子峰 m/z 487.3389 ［M+H］$^+$ 裂解失去 1 分子 H_2O 形成 m/z 469.3295 ［M+H］$^+$ 离子碎片（图 1-31），继续裂解脱去 1 分子 H_2O 产生 m/z 451.3183 ［M+H］$^+$ 离子碎片，或者 m/z 469.3295 ［M+H］$^+$ 离子碎片裂解失去 1 分子 C_4H_8O 产生 m/z 397.2716 ［M+H］$^+$ 离子碎片。根据文献[98]，推测该化合物为泽泻醇 C。

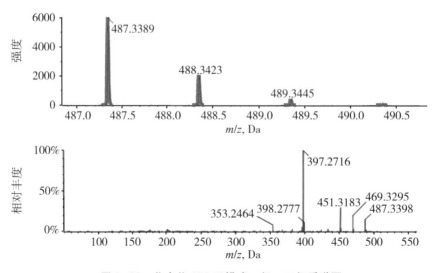

图 1-30 化合物 170 正模式一级、二级质谱图

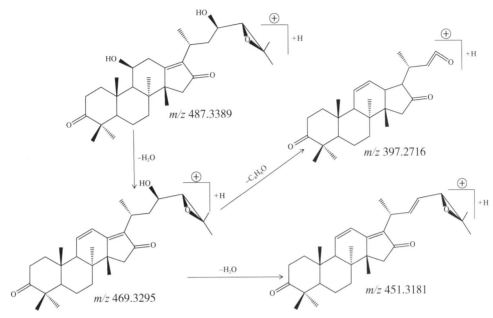

图 1-31 泽泻醇 C 裂解途径

参考文献

[1] SEXTIUS P，BETTS R，BENKHALIFA I，et al. Polygonum multiflorum radix extract protects human foreskin melanocytes from oxidativestress in vitro and potentiates hair follicle pigmentation ex vivo. [J]. International journal of cosmetic science，2017，39（4）：419−425.

[2] 罗益远，蔡中齐，刘训红，等. 基于 UPLC-Triple TOF-MS/MS 技术分析同基源何首乌和首乌藤中差异化学成分 [J]. 天然产物研究与开发，2017，29（12）：2068−2074.

[3] 罗益远，刘娟秀，刘训红，等. 超高效液相色谱−四极杆飞行时间质谱分析不同加工何首乌中差异化学成分 [J]. 分析测试学报，2017，36（1）：73−79.

[4] 孙晋苓，黄晓兰，吴惠勤，等. 液相色谱/离子阱质谱法研究何首乌中糖苷类化合物 [J]. 天然产物研究与开发，2009，21（5）：806−812.

[5] 张志国，吕泰省，姚庆强. 何首乌蒽醌类化学成分研究 [J]. 中草药，2006（9）：1311−1313.

[6] 梅雪，余刘勤，陈小云，等. 何首乌化学成分和药理作用的研究进展 [J]. 药物评价研究，2016，39（1）：122−131.

[7] 任红微，魏静，高秀梅，等. 何首乌及其主要化学成分药理作用及机制研究进展 [J]. 药物评价研究，2018，41（7）：1357−1362.

［8］ 郝梓敏，吴东蓉，付继珍，等. 何首乌的文献研究综述［J］. 贵州农机化，2018（4）：36 - 38.

［9］ 夏扎旦，萨提瓦力地·赫力力，买合布白·阿不都热依木，等. 分光光度法测定维吾尔族传统药用植物何首乌的总黄酮含量［J］. 食品科学，2006，27（12）：704 - 705.

［10］ 黄晓君，殷志琦，叶文才，等. 女贞子的化学成分研究［J］. 中国中药杂志，2010，35（7）：861 - 864.

［11］ 潘晴，孙京海，马鲁豫. 女贞子中三萜类化合物的提取纯化工艺研究进展［J］. 辽宁中医杂志，2015，42（9）：1806 - 1807.

［12］ 黄新苹，王武朝. 中药女贞子的化学成分研究进展［J］. 国际药学研究杂志，2011，38（1）：47 - 51.

［13］ LIANG X, WU P, ZHANG X L, et al. Identification and comparison of constituents of different processed products of ligubtrum lucidum fruit by HPLC fingerprint［J］. Journal of Chinese medicinal materials, 2015, 38（11）：2288 - 2292.

［14］ XU X, YANG N Y, QIAN S H, et al. Stduy on flavonoids in ligustrum lucidum［J］. Journal of Chinese medicinal materials, 2007, 30（5）：538 - 540.

［15］ 吕金顺. 甘肃产女贞子挥发油化学成分研究［J］. 中国药学杂志，2005（3）：21 - 23.

［16］ 谢岩黎，何保山，杜蘅. 大叶女贞籽脂肪酸组成分析［J］. 现代食品科技，2009，25（8）：987 - 988.

［17］ 许益民，吴丽文，郭戊，等. 女贞子及二至丸中磷脂成分的分析［J］. 中成药，1989，11（8）：32 - 33.

［18］ 刘亭亭，王萌. 女贞子化学成分与药理作用研究进展［J］. 中国实验方剂学杂志，2014，20（14）：228 - 234.

［19］ 方悦，李熙晨，张朝凤. 墨旱莲化学成分与药理活性的研究进展［J］. 海峡药学，2015，27（6）：1 - 3.

［20］ 沈雅婕，张榕文，黄凯伟，等. 响应曲面法优化墨旱莲三萜总皂苷提取工艺研究［J］. 环球中医药，2014，7（5）：341 - 345.

［21］ 林朝朋，芮汉明，潘艳丽. 墨旱莲黄酮类化合物的水提取研究［J］. 广州食品工业科技，2004，20（3）：21 - 23.

［22］ 付国辉，杜鑫. 地黄化学成分及药理作用研究进展［J］. 中国医药科学，2015，5（15）：39 - 41.

［23］ HUANG C Y, OUYANG D W, NIU L X, et al. Study on quality evaluation of Dihuang（rehmannia glutinosa）by two—dimension HPLC fingerprints and chemometrics methods［J］. China journal of Chinese materia medica, 2018, 43（8）：1667 - 1674.

［24］卫冰，杨云．地黄环烯醚萜苷类化学成分的研究进展［J］．中国中医药现代远程教育，2011，9（24）：130－133.

［25］马玲，尹蕾，王兵，等．茯苓研究进展［J］．亚太传统医药，2015，11（12）：55－59.

［26］YANG P F, LIU C, WANG H Q, et al. Chemical constituents of poria cocos［J］. China journal of Chinese materia medica, 2014, 39（6）: 1030.

［27］曹春泉．牡丹皮的化学成分研究进展［J］．广州化工，2013，41（12）：44－45.

［28］HU H Y, YANG Y, YU N J, et al. Study on chemical constituents of bark of *Paeonia* suffruticosa［J］. China journal of Chinese materia medica, 2006, 31（21）: 1793.

［29］ZHAO W L, HUANG X Q, LI X Y, et al. Qualitative and quantitative analysis of major, triterpenoids in alismatis rhizoma by high performance liquid chromatography/diode-array detector/quadrupole-time-of-flight mass spectrometry and ultra-performance liquid chromatography/triple quadrupole mass spectrometry［J］. Molecules, 2015, 20（8）: 13958－13981.

［30］汪春飞，成旭东，顾俊菲，等．泽泻化学物质基础及其毒性研究进展［J］．中国中药杂志，2015，40（5）：840－846.

［31］杨秀虾．山药化学成分及药理活性研究进展［J］．亚太传统医药，2013，9（5）：65－66.

［32］王娜，范作卿，朱琳，等．桑椹的化学成分及应用研究进展［J］．现代农业科技，2017（9）：261－263.

［33］彭婉，马骁，王建，等．麦冬化学成分及药理作用研究进展［J］．中草药，2018，49（2）：477－488.

［34］白晶．麦冬甾体皂苷和高异黄酮类成分的研究进展［J］．北京联合大学学报，2014，28（2）：9－12.

［35］刘洋．不同产地黑豆成分分析及其质量评价［D］．长春：吉林农业大学，2012：1－5.

［36］李剑梅，桓明辉，王振丽，等．HPLC法检测黑豆乙醇提取物中活性成分的含量［J］．食品研究与开发，2007，28（5）：108－110.

［37］刘世军，唐志书，崔春利，等．大枣化学成分的研究进展［J］．云南中医学院学报，2015，38（3）：96－100.

［38］李泮霖，李楚源，刘孟华，等．基于UFLC-Triple-Q-TOF-MS/MS技术的金银花、山银花化学成分比较［J］．中南药学，2016，14（4）：363－369.

［39］张文昔，田琼，崔卫国．超高效液相色谱－串联质谱法同时测定海藻肥中的甘露醇和甜菜碱［J］．中国农学通报，2015，31（11）：177－181.

[40] 胡强，徐红兵，李水军，等. 液相色谱－串联质谱法测定尿中乳果糖、甘露醇和乳糖含量 [J]. 中国现代医学杂志，2008 (13)：1810 –1813.

[41] 周卿意骏，卿志星，蔡萍，等. 基于 HPLC-Q-TOF-MS/MS 技术的银黄清肺胶囊体外物质基础研究 [J]. 中草药，2016，47 (20)：3586 –3593.

[42] SUBBARAJ A K, KIM Y H B, FRASER K, et al. A hydrophilic interaction liquid chromatography-mass spectrometry（HILIC-MS）based metabolomics study on colour stability of ovine meat [J]. Meat science, 2016, 117：163 –172.

[43] 周远明，徐坤，王倩文. 超高效液相色谱－串联质谱法测定蔬菜中葡萄糖、果糖、蔗糖及山梨醇含量 [J]. 化学与生物工程，2019，36 (3)：66 –68.

[44] 王浩，刘艳琴，杨红梅，等. 液相色谱－质谱联用技术测定无糖食品中果糖、葡萄糖、蔗糖、麦芽糖和乳糖 [J]. 分析化学，2010，38 (6)：873 –876.

[45] 王有志，罗奇志，罗佳波. 高效液相色谱－电喷雾串联四极杆质谱法测定双黄连粉针剂中奎尼酸的含量 [J]. 南方医科大学学报，2010，30 (2)：401 –402.

[46] 吴欢，占远，陈海芳，等. UHPLC-ESI-Q-TOF-MS/MS 对紫花地丁中化学成分的快速表征 [J]. 中国实验方剂学杂志，2016，22 (24)：70 –75.

[47] 张丽敏，王嘉忆，孟宪生，等. 基于 UPLC-Q-TOF-MS 法对中药山绿茶化学成分分析 [J]. 药学研究，2017，36 (5)：266 –269.

[48] 秦伟瀚，花雷，郭延垒，等. UPLC-Q-TOF-MS 结合代谢组学分析冬虫夏草不同部位的差异性 [J]. 中国实验方剂学杂志，2018，24 (21)：69 –76.

[49] 梁敏慧. 食品中叶酸、烟酸、生物素及泛酸的 UPLC-MS/MS 检测方法研究 [D]. 北京：北京工业大学，2015：22.

[50] 张波泳，江振作，王跃飞，等. UPLC/ESI-Q-TOF MS 法分析鲜地黄、生地黄、熟地黄的化学成分 [J]. 中成药，2016，38 (5)：1104 –1108.

[51] 谢晶，张丽，曾金祥，等. 基于 UPLC-Q-TOF-MS/MS 技术的短管兔耳草化学成分快速识别研究 [J]. 中国中药杂志，2017，42 (11)：2123 –2130.

[52] 罗益远，刘娟秀，刘训红，等. 超高效液相色谱－四极杆/线性离子阱质谱法同时测定不同产地何首乌中 10 种核苷类成分 [J]. 分析测试学报，2015，34 (5)：519 –524.

[53] WANG L L, SANG M M, LIU E W, et al. Rapid profiling and pharmacokinetic studies of major compounds in crude extract from polygonum multiflorum by UHPLC-Q-TOF-MS and UPLC-MS/MS. [J]. Journal of pharmaceutical & biomedical analysis, 2017, 140：45 –61.

[54] 吴尤娇，陈汀波，姬云青，等. UHPLC-QTOF-MSMS 比较两种不同基原火炭母的化学成分 [J]. 天然产物研究与开发，2019，31 (4)：638 –642.

[55] 杜新刚，姜慧洁，张慧，等. 牡丹皮配方颗粒的质量评价体系研究 [J]. 中

国中药杂志，2019，44（10）：2065 – 2071.

[56] 朱云祥，陈璐琳，龚婧如，等. LC-Q-TOF-MS 及 LC-IT-MS 分析酸枣仁汤的化学成分 [J]. 中国中药杂志，2014，39（3）：457 – 465.

[57] 李振华，徐金娣，鞠建明，等. 川楝子水提化学成分的 UPLC-ESI-Q-TOF-MS 分析 [J]. 中草药，2015，46（4）：496 – 501.

[58] 刘立，段金廒，唐于平. 当归 – 红花配伍化学成分 UHPLC-Q-TOF-MS 分析及配伍协同增效作用研究 [J]. 中华中医药杂志，2017，32（3）：996 – 1000.

[59] 朱艺芳，华雯妍. 液相色谱 – 串联质谱法测定人血浆中左旋多巴的浓度 [J]. 中国新药与临床杂志，2010，29（5）：365 – 368.

[60] 杨光洁. 应用液质联用技术测定大鼠血浆中左旋多巴、MD01 及其药代动力学研究 [D]. 武汉：华中科技大学，2016：10.

[61] 向青，王小花，林慧，等. HPLC-DAD-Q-TOF-MS/MS 法的银黄颗粒主要成分定性与定量研究 [J]. 中成药，2015，37（1）：105 – 112.

[62] 刘杰，陈琳，范彩荣，等. 基于 HPLC-DAD-Q-TOF-MS/MS 的白芍和赤芍主要成分定性定量研究 [J]. 中国中药杂志，2015，40（9）：1762 – 1770.

[63] 祁晓霞，董宇，单晨啸，等. 基于 UFLC-Q-TOF/MS 分析黄芪 – 丹参药对化学成分研究 [J]. 南京中医药大学学报，2017，33（1）：93 – 96.

[64] 孙东东，闫秋莹，沈卫星，等. 基于 HPLC-ESI-Q-TOF-MS 技术分析白花蛇舌草二氯甲烷部位化学成分 [J]. 中华中医药杂志，2016，31（2）：388 – 391.

[65] 周宇，刘延平，武丽南，等. 红景天苷在大鼠体内的代谢途径研究 [J]. 中草药，2018，49（7）：1603 – 1611.

[66] 牛研，王书芳. LC-Q-TOF-MS 和 LC-IT-MS ～ n 分析当归芍药散中化学成分 [J]. 中草药，2014，45（8）：1056 – 1062.

[67] 邓云锋，钟询龙，张春梅. 墨旱莲化学成分的 UPLC/Q-TOF-MS 分析 [J]. 广东药学院学报，2015，31（3）：332 – 337.

[68] 米建萍，庞倩，徐远金. UHPLC-MS/MS 法同时测定蒲地蓝消炎片中 10 种成分 [J]. 中成药，2016，38（6）：1269 – 1273.

[69] 许高燕，刘莹雯，银董红. 高效液相色谱 – 串联质谱法同时测定水溶性迷迭香提取物中迷迭香酸、阿魏酸和咖啡酸的含量 [J]. 分析科学学报，2006，22（5）：567 – 569.

[70] 钟询龙，王若伦，段炼，等. 基于 UPLC/Q-TOF-MS 技术分析女贞子与墨旱莲配伍协同增效的物质基础 [J]. 中国医院药学杂志，2017，37（19）：1887 – 1891.

[71] 刘灵改，支旭然，郭进，等. HPLC-MS 法同时测定防芷鼻咽颗粒中 6 个成分的含量 [J]. 药物分析杂志，2014，34（5）：830 – 835.

[72] PRASAIN J K, JONES K, KIRK M, et al. Profiling and quantification of isofla-

vonoids in kudzu dietary supplements by high-performance liquid chromatography and electrospray ionization tandem mass spectrometry [J]. Journal of agricultural and food chemistry, 2003, 51: 4213 – 4218.

[73] 王妍. 黄蜀葵花及茎叶中黄酮类成分的分析研究 [D]. 北京: 北京中医药大学, 2015: 70.

[74] 陈宏昌, 魏文峰, 霍金海, 等. UPLC-Q-TOF-MS/MS 分析刺五加叶的化学成分 [J]. 中药材, 2016, 39 (7): 1536 – 1540.

[75] 钟艳梅, 冯毅凡, 郭姣. 基于 UPLC-Q-TOF-MS 的广佛手化学成分快速鉴定研究 [J]. 天然产物研究与开发, 2014, 26 (12): 1965 – 1970.

[76] 颜昱. 中药肉苁蓉化学成分及体内成分分析 [D]. 北京: 中央民族大学, 2018: 15.

[77] 董玉娟. 保健食品中黄酮类功效成分的 LC-MS 检测技术研究 [D]. 广州: 广州中医药大学, 2015: 37.

[78] 方高, 张鹏, 叶晓岚, 等. 淡豆豉异黄酮苷及其苷元的电喷雾离子阱质谱分析 [J]. 第二军医大学学报, 2013, 34 (10): 1108 – 1115.

[79] 徐文. 液质联用技术在两种中药成分分析中的应用 [D]. 广州: 广州中医药大学, 2015: 24.

[80] 张威, 付之恬, 刘宸光, 等. UPLC-MS/MS 同时测定菟丝子中 6 种黄酮类成分的含量 [J]. 沈阳医学院学报, 2018, 20 (4): 377 – 380.

[81] 元超, 王鸿发, 胡璇, 等. UPLC-Q-TOF-MS ～ E 技术快速定性艾纳香抗菌有效部位的化学成分 [J]. 天然产物研究与开发, 2018, 30 (11): 1904 – 1912.

[82] 杨璐萌, 杨凌鉴, 贾璞, 等. 基于 HPLC-Q-TOF-MS/MS 的广枣果肉化学成分分析 [J]. 第二军医大学学报, 2016, 37 (2): 159 – 166.

[83] 胡峻, 张权, 齐梦蝶, 等. 基于 UPLC-Q-TOF-MS 技术的川西吊石苣苔中化学成分分析 [J]. 中国中药杂志, 2016, 41 (9): 1658 – 1669.

[84] 张小平, 蒋可志, 吕惠卿, 等. HPLC-Q-TOF-MS 鉴定条叶榕根茎乙酸乙酯提取物中的主要化学成分 [J]. 质谱学报, 2015, 36 (4): 310 – 320.

[85] 蒋叶娟, 姚卫峰, 张丽, 等. 女贞子化学成分的 UPLC-ESI-Q-TOF-MS 分析 [J]. 中国中药杂志, 2012, 37 (15): 2304 – 2308.

[86] 李自红, 魏悦, 范毅, 等. 芦丁的电喷雾离子阱质谱分析 [J]. 分析试验室, 2015, 34 (2): 186 – 189.

[87] 杨媛, 石磊, 杨军军, 等. 超高效液相色谱 – 质谱联用法测定草莓中鞣花酸 [J]. 分析测试学报, 2016, 35 (12): 1591 – 1595.

[88] 宋梦晗, 张学兰, 李慧芬, 等. LC-TOF/MS 快速鉴定女贞子 4 种环烯醚萜苷类化合物模拟清蒸品的化学成分 [J]. 中国实验方剂学杂志, 2016, 22

(16)：14 – 17.

[89] 陶益，蒋妍慧，唐克建，等. 地黄炮制前后化学成分的 UHPLC-Q-TOF/MS 比较研究 [J]. 中药新药与临床药理，2016，27 (1)：102 – 106.

[90] 程晓叶，张霞，廖曼，等. UPLC-Q-TOF-MS 法分析款冬花的化学成分 [J]. 中草药，2017，48 (12)：2390 – 2400.

[91] LI Y, PENG Y, WANG M Y, et al. Rapid screening and identification of the differences betweenmetabolites of *Cistanche deserticola* and *C. tubulosa* water extract inrats by UPLC-Q-TOF-MS combined pattern recognition analysis Yang [J]. Journal of pharmaceutical and biomedical analysis, 2016, 131：364 – 372.

[92] 周莹，刘广锋，冯娟，等. 何首乌 3 种组分的提取及其清除 DPPH 自由基作用的研究 [J]. 广东药学院学报，2014，30 (3)：301 – 304.

[93] 李敏，黄小梅，谈文林. 何首乌中蒽醌类物质提取及抗氧化活性研究 [J]. 食品研究与开发，2018，39 (14)：41 – 45.

[94] 张丽娜，贺艳斌. 3 种蒽醌类化合物抗氧化性的 DFT 研究 [J]. 晋城职业技术学院学报，2016，9 (1)：46 – 49.

[95] 孙桂波，邓响潮，郭宝江，等. 何首乌蒽醌苷类化合物抗肿瘤作用研究 [J]. 中国新药杂志，2008 (10)：837 – 841.

[96] 冯阳，陈玉梅，辛华. 金樱子黄酮类成分的 UPLC-Q-TOF-MS 分析 [J]. 中国实验方剂学杂志，2017，23 (12)：71 – 76.

[97] XIE L, LIU X, ZHU X, et al. Development of an UHPLC-MS/MS method for comparative pharmacokinetics of nine anthraquinones in rats and application todosage conversion between different *Semen Cassiae* forms. [J]. Journal of pharmaceutical and biomedical analysis, 2019, 174：696 – 706.

[98] 赵新峰，孙毓庆. 高效液相色谱 – 电喷雾 – 质谱法分析泽泻中的活性成分 [J]. 中成药，2007，29 (12)：1805 – 1807.

[99] 邰艳妮，吴献，樊李明，等. UPLC-MS/MS 法同时测定泽泻药材中 16 个成分 [J]. 药物分析杂志，2018，38 (8)：1337 – 1350.

[100] 郑仁锦，李耀平，黄宏南，等. 烤鳗中 6 种农药残留量的液相色谱 – 质谱/质谱法同时测定 [J]. 分析测试学报，2010，29 (6)：568 – 572.

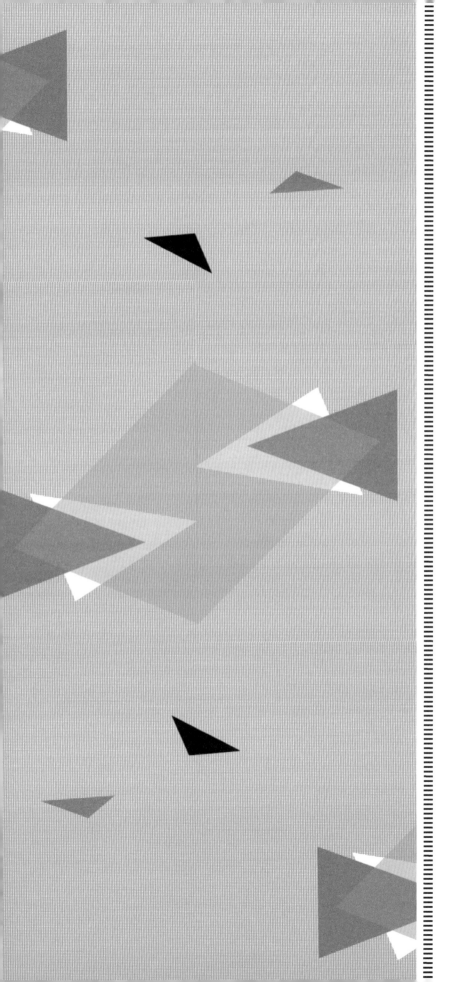

第二章 生发片毒性成分定量分析及其
在生产过程中的传递规律研究

第一节　引　言

一、生发片原料药材的毒副作用研究进展

查阅近 10 年的文献，生发片组方药材中何首乌有不良反应，黑豆对何首乌有减毒的作用[1]；泽泻有肾毒性；其他十味药材暂无明显毒性报道。

（一）何首乌的毒副作用

自有记载起，何首乌都是作为补益药应用，记载其毒性的中医药古籍甚少。但近年来有关何首乌及其制剂引起毒副作用的报道逐年增多，何首乌不良反应主要以肝毒性和胃肠道反应腹泻、腹痛、腹胀为主。

1. 何首乌及其炮制品的肝毒性

涂灿[2]以生何首乌、制何首乌 75% 乙醇提取物连续给大鼠灌胃给药 6 w，比较何首乌生品和炮制品对大鼠肝脏损伤的差异，结果发现生何首乌对大鼠的肝损伤作用明显大于制首乌。据报道，武汉某医院收诊了一患者因川黄口服液联合服用何首乌粉剂致急性肝损伤[3]，停药护肝治疗 9 d 后肝功能指标恢复正常。张超[4]以高、低剂量的生首乌和制首乌水提物灌胃大鼠 30 d、60 d，结果发现生、制何首物灌胃 60 d 都引起轻度肝损伤。胡雯婧[5]发现长期使用大剂量生何首乌、制何首乌会造成小鼠肝功能轻微的紊乱，并且生何首乌醇提物的毒性比其他提取物大。段晓芳[6]研究揭示生何首乌的肝毒性强于制何首乌，且醇提物大于配方颗粒，大于水提物。何首乌和制首乌长期大剂量服用都具有一定的致肝损伤性，生首乌毒性大于制首乌，其提取物毒性强度为醇提组分大于水提组分。

近年来，关于何首乌肝毒性物质基础研究越来越多，二苯乙烯苷类、蒽醌类及没食子酸类在何首乌成分中所占比例较大，成为毒性成分首要考虑的对象。然而，大黄、五倍子中没食子酸类含量高达 70%，但其肝损伤发病率远低于何首乌。孙向红[7]研究发现二苯乙烯苷并非致肝损伤的主要成分，蒽醌类化合物大黄素、大黄酸是何首乌肝毒性的主要成分。制何首乌致肝损伤低于何首乌，杨磊[8]、陈庆堂[9]发现生何首乌经炮制后，二苯乙烯苷、结合蒽醌、总蒽醌含量呈下降趋势，而游离蒽醌、没食子酸含量上升。

贾歌等[10]发现大黄素、大黄酸及没食子酸分别在 25 μmol/L、50 μmol/L、100

μmol/L 浓度下对人 L02 细胞有一定的诱导凋亡作用，大黄素诱导肝脏细胞凋亡的作用比其他两个成分强。胡雯婧[5]从细胞水平探讨何首乌及其主要成分（二苯乙烯苷、虎杖苷、芦荟大黄素、土大黄苷、大黄素、大黄酚、大黄酸、大黄素甲醚、金丝桃苷、没食子酸）在浓度 100 μmol/L 时 48 h 对肝细胞毒性的影响，发现蒽醌类的主要成分大黄素和大黄酸具有明显的肝细胞毒性，可能是导致肝脏损伤的毒性物质基础。王子健[11]采用 MTT 法确定何首乌水提物及其主要成分二苯乙烯苷、大黄素 - 8 - O - β - D - 葡萄糖苷、大黄素和大黄素甲醚对 L02 细胞活力的影响，结果发现何首乌水提物和大黄素对 L02 细胞有明显抑制作用，其他成分抑制作用不明显。林龙飞[12]研究表明，何首乌肝毒性与大黄素及其衍生物有关。蒋立龙[13]研究了何首乌对原代人肝细胞的细胞毒性与谷胱甘肽消耗的关系，证实了大黄素等蒽醌类成分诱导何首乌肝毒性的机制涉及关键的代谢步骤，并且大黄素谷胱甘肽加合物作为一种敏感的、可追踪的生物标记物，可评估何首乌诱导的肝损伤。

综上所述，何首乌的肝毒性与大黄素、大黄酸关联性最强。

2. 何首乌及其炮制品的胃肠道不良反应

何首乌具有解毒、消痈、截疟、润肠通便的功能；服用不当易产生腹泻、腹痛等胃肠道不良反应。黄伟[14]采用何首乌药材的全组分、水提组分、醇提组分灌胃对小鼠进行了急性毒性试验，结果小鼠均出现腹泻症状。何首乌泻下作用的主要成分是结合蒽醌[15]，口服何首乌时，大部分结合蒽醌受 β - 糖苷键的保护，在胃和小肠部分不被 α - 糖苷键酶水解，在其部位不易被吸收；当结合蒽醌进入大肠后被其 β - 糖苷键酶水解成游离蒽醌，然后游离蒽醌刺激肠壁，增加大肠的张力，促进肠蠕动，减少水分吸收，产生泻下作用。少部分结合蒽醌经小肠吸收，经肝脏转化为游离蒽醌转运至大肠刺激神经丛增加蠕动致泻。而游离蒽醌绝大部分在胃和小肠被破坏或吸收，能进入大肠的游离蒽醌很少，其产生的致泻作用极弱。

何首乌经炮制，制成制何首乌，其补肝肾、益精血、强筋骨、乌须发等功能增强，致泻作用减弱，主要原因在于炮制过程中何首乌结合蒽醌含量减少。赵紫伟[16]考察何首乌生品和经 4 个不同炮制时间处理过的何首乌制品致泻强度差异，发现何首乌生品致泻最强，制何首乌随炮制时间延长致泻强度减弱。刘振丽[17]分析何首乌中两种结合型蒽醌大黄素 - 8 - O - β - D - 葡萄糖苷和大黄素甲醚 - 8 - O - β - D - 葡萄糖苷在炮制过程中含量变化与泻下作用变化的相互关系，结果显示随着炮制时间的延长，何首乌中两种结合蒽醌含量和泻下作用都呈逐渐降低趋势。赵荣华[18]探讨了何首乌高温清蒸后泻下成分与泻下作用的关系，结果发现何首乌被高温清蒸后，致泻作用随结合蒽醌含量下降而减弱，结合蒽醌含量下降至一定程度时小鼠无泻下作用。

（二）泽泻毒副作用

泽泻单味药使用比较少，多用于复方和中药制剂。生发片、五苓散、当归芍药散、六味地黄丸都含有泽泻。在传统使用时，泽泻潜在的毒副作用一直不为人知。直到现代，病理学、药理学和色谱分析技术的快速发展为研究泽泻是否具有毒副作用提供了技术条件。

陈小青[19]对泽泻、葛根等 6 种中药提取物的急性毒性试验发现，泽泻、葛根等 6 种中药提取物的半数致死量（LD_{50}）均大于 21.50 g/kg，认为其属于无毒级。何丽君[20]通过考察复方泽泻滴丸的急性毒理实验，测得最大耐受量（maximal tolerable dose，MTD）为 1680 g/kg，相当于临床日用量的 240 倍，说明短期内大量服用复方泽泻滴丸是安全的。

汪春飞[21]采用泽泻醇提物低剂量（六味地黄丸中泽泻的用量为等效剂量）、中剂量（临床正常日用剂量的 20 倍）、高剂量（临床正常日用剂量的 40 倍）连续 6 个月喂养雌性大鼠，结果发现高、中剂量引起肾损伤，说明长期大剂量服用泽泻醇提物可导致雌性大鼠产生肾毒性。陈光晖[22]通过泽泻汤加味方低、中、高剂量组（15 g·kg⁻¹、30 g·kg⁻¹、60 g·kg⁻¹，60 g·kg⁻¹相当于 60 kg 体重成人日用量的 55 倍）灌胃给药每日 1 次，连续 90 d，结果发现泽泻汤加味方低、中剂量组 90 d 给药对大鼠未观察到明显有害作用，高剂量组出现 2 例肾损伤和 1 例肝损伤。说明长期中、低剂量应用泽泻无明显的肾损伤，长期大剂量有致肾、肝损伤的风险，应注意泽泻使用剂量。乐志勇[23]通过观察长期（10 w）大剂量（250 倍、150 倍临床剂量）服用泽泻水提物对不同性别小鼠肾脏的慢性毒性，结果发现长期大剂量服用泽泻水提物可导致小鼠慢性肾毒性，不同性别小鼠之间比较并无显著性差异。

赵筱萍[24]基于 LLC-PK1 细胞模型，用 FDA 荧光标记和 MTT 两种方法筛查肾毒性组分，对毒性最明显的化学组分进行液－质联用定性分析，发现泽泻中泽泻醇 C、16，23－环氧泽泻醇 B 和泽泻醇 O 是泽泻肾脏毒性的主要成分。

综上所述，泽泻在短期内大量服用是安全的，长期（90 d 内）中、小剂量（日服用量 265 g 以下）服用无明显的毒性作用，长期大剂量服用泽泻有潜在的肾损伤风险。泽泻肾毒性的主要成分是泽泻醇 C、16，23－环氧泽泻醇 B 和泽泻醇 O。

二、本章研究内容

参照 2015 年版《中华人民共和国药典》（四部）通则 9101 药品质量标准分析方法验证指导原则、2015 年版《中华人民共和国药典》（四部）通则 0512 高效液相色谱法，对来自两种不同工艺（图 2－1）的投料药材、浓缩液、干膏粉、制粒颗粒、素片与成品的毒性成分进行定量分析，研究生发片毒性成分在生产过程中的传递规律，从而判断哪一种工艺较优，并用于指导生产。

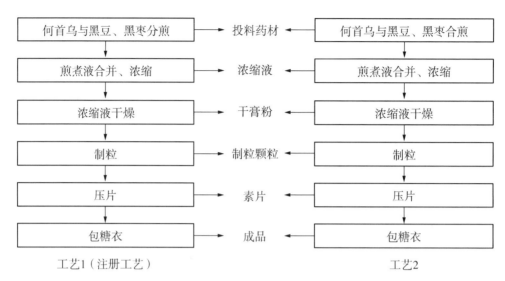

图 2-1　生发片的两种不同生产工艺

（工艺 1：何首乌与黑豆、黑枣分煎；工艺 2：何首乌与黑豆、黑枣合煎）

第二节　生发片毒性成分定量研究

第一章已采用 UFLC-Triple TOF-MS/MS 技术对生发片成分进行了鉴定，未检测到大黄酸，说明生发片中不含肝毒性成分大黄酸；检测到生发片中含有肝毒性成分大黄素，致泻成分大黄素 $-8-O-\beta-D-$ 葡萄糖苷或大黄素 $-1-O-\beta-D-$ 葡萄糖苷、大黄素 $-8-O-(6'-O-$ 丙二酰) $-\beta-D-$ 葡萄糖苷、大黄素 $-8-O-(6'-O-$ 乙酰基) $-\beta-D-$ 葡萄糖苷、大黄素甲醚 $-8-O-\beta-D-$ 葡萄糖苷，肾毒性成分泽泻醇 C。泽泻短期内大剂量和长期中、小剂量服用是安全的，采用 UFLC-Triple TOF-MS/MS 技术检测生发片中泽泻醇 C 含量在 0.0002% 左右，低于高效液相色谱技术灵敏度；且泽泻有利水渗湿、泄热、化浊降脂的功能，易代谢，生发片中泽泻的毒性成分只做定性检测，暂不做定量研究。

闵晓春[25] 以不同剂量 3 mg·kg^{-1}、6 mg·kg^{-1}、12 mg·kg^{-1} 的大黄素给予大鼠连续灌胃 2 个月，结果发现均无明显肝损伤，此实验中大鼠剂量换算为人体（70 kg 重）剂量分别为 0.4762 mg·kg^{-1}、0.9523 mg·kg^{-1}、1.905 mg·kg^{-1}。按 70 kg 重人体，以 1.905 mg·kg^{-1} 剂量连续服用大黄素 2 个月不产生肝损伤，根据生发片用法用量（一次 6 片，一日 3 次），推算出每片生发片中大黄素含量不超过

7.41 mg 可避免产生肝损伤风险，故设大黄素含量 7.41 mg/片为生发片肝毒性成分含量上限。

赵荣华[18]探讨了何首乌被高温清蒸后泻下成分与泻下作用的关系，结果发现何首乌被高温清蒸后，结合蒽醌含量在 2.09 mg/g 时（25 g/kg）小鼠无泻下作用。按 70 kg 重人体核算，生发片结合蒽醌含量小于 66.99 mg/片时，可避免发生腹泻毒副作用风险，设结合蒽醌含量 66.99 mg/片为生发片致泻成分含量上限。

由结合蒽醌致泻的机理可知，结合型大黄素可以在大肠内水解成游离的大黄素而被吸收；生发片中结合蒽醌基本上为大黄素糖苷和大黄素甲醚糖苷类，因此本节研究中，生发片肝毒性成分定量测定以总大黄素计算，致泻成分定量测定以结合蒽醌（大黄素、大黄素甲醚）计算。

【实验材料】

（一）仪器

中药粉碎机（DMF-8A，浙江温岭市铭大药材机械设备有限公司）；十万分之一电子分析天平（MS205DU，瑞士梅特勒公司）；万分之一电子分析天平（ME204，瑞士 Mettler Toledo 公司）；百分之一电子分析天平（JE3002，上海浦春计量仪器有限公司）；电热恒温水浴锅（HWS24 型，上海一恒科技有限公司）；旋转蒸发仪（N-1100V-WB，日本 EYELA 东京理化）；电子恒温水浴锅（型号：SB-1200，日本 EYELA 东京理化）冷却水循环装置（型号：CA-1115A，日本 EYELA 东京理化）；数控超声波清洗器（KQ-250DE 型，昆山超声仪器有限公司）；超纯水器（Simplicity SIMS00000，美国密理博 Millipore 公司）；Agilent 1260 高效液相色谱仪（G1311B 四元泵、G1316A 柱温箱、G1329B 进样器、G1315D DAD 检测器）；Ultimate 3000 DGLC 高效液相色谱仪（美国 Dionex 公司，DGP-3600SD 双三元泵、SRD-3600 脱气机、WPS-3000SL 自动进样器、TCC3000-RS 柱温箱、DAD 检测器、Chromeleon7.2 数据处理软件）；色谱柱型号：Welch Ultimate XB-C$_{18}$（4.6 mm × 250 mm，5 μm，S. N. 211504269）；Thermo Syncronis C$_{18}$（4.6 mm × 250 mm，5 μm，SN. 10369676）；Hitachi LaChromC$_{18}$（4.6 mm × 250 mm，5 μm，NO. 28F5I-042）。

（二）对照品

大黄素（批号：110756 - 201512，中国食品药品检定研究院，纯度 98.7%）；大黄素甲醚（批号：110756 - 201512，中国食品药品检定研究院，纯度 98.7%）。

（三）试剂

实验溶剂：甲醇（广州化学试剂厂，20180202 - 2，分析纯）；盐酸（成都市科隆化学品有限公司，2018010301，分析纯）；三氯甲烷（广州化学试剂厂，

20190301 - 7，分析纯）。

液相色谱所用溶剂：甲醇（Honeywell，S3WM1H，色谱纯）；磷酸（阿拉丁，D1508038，色谱纯）；乙腈（Honeywell，RBOA1H，色谱纯）。

（四）供试品

本研究所用生发片样品见表 2 - 1，生发片干膏粉（广西南宁百会药业集团有限公司，批号：1801020）。

表 2 - 1　生发片样品

批号	工艺	来源
1501001	与黑豆、黑枣分煎	广西南宁百会药业集团有限公司
1605001	与黑豆、黑枣分煎	广西南宁百会药业集团有限公司
1710062	与黑豆、黑枣分煎	广西南宁百会药业集团有限公司
1801003	与黑豆、黑枣分煎	广西南宁百会药业集团有限公司
1801004	与黑豆、黑枣分煎	广西南宁百会药业集团有限公司
1801005	与黑豆、黑枣分煎	广西南宁百会药业集团有限公司
1807029	与黑豆、黑枣分煎	广西南宁百会药业集团有限公司
1807030	与黑豆、黑枣分煎	广西南宁百会药业集团有限公司
1811058	与黑豆、黑枣合煎	广西南宁百会药业集团有限公司
1811061	与黑豆、黑枣合煎	广西南宁百会药业集团有限公司
1908001	与黑豆、黑枣合煎	广西南宁百会药业集团有限公司
1908002	与黑豆、黑枣合煎	广西南宁百会药业集团有限公司
1908003	与黑豆、黑枣合煎	广西南宁百会药业集团有限公司
1908004	与黑豆、黑枣分煎	广西南宁百会药业集团有限公司
1908005	与黑豆、黑枣分煎	广西南宁百会药业集团有限公司
1908006	与黑豆、黑枣分煎	广西南宁百会药业集团有限公司

【实验方法】

（一）供试品溶液制备方法

1. 提取溶剂的选择

游离蒽醌类成分极性小，溶于甲醇、乙醇，易溶于乙醚、乙醚、氯仿等有机溶剂，难溶于水；结合蒽醌由于与糖苷结合后极性增强，易溶于甲醇、乙醇，可溶于热水中，但难溶于冷水和氯仿、苯、乙醚等非极性溶液。蒽醌类多含有酚羟基，少数具有羧基，呈一定的酸性而溶于碱性溶液。故选择甲醇、氯仿作为提取溶剂。

2. 提取方法的选择

结合蒽醌成分很难直接提取，需水解成游离型蒽醌成分后加以分析，常用方法是先用甲醇提取样品，过滤，作为供试品溶液 A；取适量滤液挥干溶剂，加酸水加热水解，再用乙醚或氯仿萃取，取乙醚或氯仿液蒸干，加适量甲醇溶解，作为供试品溶液 B。结合蒽醌含量等于总蒽醌含量减去游离蒽醌含量。

本实验在 2015 年版《中华人民共和国药典》（四部）何首乌含量测定项下结合蒽醌供试品制备和测定方法的基础上，对比了超声和加热回流提取时生发片中蒽醌类成分的含量。

取生发片（批号：1710062）25 片，去除糖衣，研细，混匀，取约 5.0 g 4 份，精密称定，置具塞锥形瓶中，精密加入甲醇 50 mL，称定重量，2 份水浴加热回流 1 h，2 份超声 1 h 取出，放冷，再称定重量，用甲醇补足减失的重量，摇匀，过滤，即得供试品溶液 A（测游离蒽醌用）。另取上述续滤液 25 mL，置具塞锥形瓶中，水浴蒸干，精密加 8% 盐酸溶液 20 mL，超声处理（功率 100 W，频率 40 Hz）5 min，加三氯甲烷 20 mL，分别按上述水浴加热回流或超声 1 h，取出，立即冷却，置分液漏斗中，用少量三氯甲烷洗涤容器，洗液并入分液漏斗中，分取三氯甲烷液、酸液，再用三氯甲烷振摇提取 3 次，每次 15 mL，合并三氯甲烷液，回收溶剂至干；加甲醇使残渣溶解，转移至 10 mL 容量瓶中；加甲醇至刻度，摇匀，滤过，取续滤液，即得供试品溶液 B（测总蒽醌用）。结合蒽醌含量 = 总蒽醌含量 − 游离蒽醌含量。结果见表 2 – 2，超声和加热回流 1 h，提取游离蒽醌平行性良好，含量无显著差异；超声和加热回流 1 h，提取总蒽醌含量差异明显，加热回流其含量明显高于超声时，可能是超声温度低，总蒽醌无法完全水解。综上结果，生发片供试品制备，游离蒽醌选择超声提取，总蒽醌选择加热回流提取。

表 2 – 2　不同提取方法的选择

化学成分	提取方式	平均含量（μg/g）	RAD（%）
游离蒽醌	回流	19.11	1.57
	超声	18.52	
总大黄素	回流	38.74	10.40
	超声	31.44	
结合蒽醌	回流	36.82	14.67
	超声	27.40	

3. 取样量的选择

取生发片干膏粉（批号：1801020）适量，分别取约 2.5 g、5.0 g、7.5 g 各 2 份，精密称定，置具塞锥形瓶中，精密加入甲醇 50 mL，称定重量，超声 1 h 取出，放冷，再称定重量，用甲醇补足减失的重量，摇匀，过滤，即得供试品溶液 A（测游离蒽醌用）。另取上述续滤液 25 mL，置具塞锥形瓶中，水浴蒸干，精密加 8% 盐酸溶液 20 mL，超声处理（功率 100 W，频率 40 Hz）5 min，加三氯甲烷 20 mL，水浴加热回流 1 h，取出，立即冷却，置分液漏斗中，用少量三氯甲烷洗涤容器，洗液并入分液漏斗中，分取三氯甲烷液，酸液再用三氯甲烷振摇提取 3 次，每次 15 mL，合并三氯甲烷液，回收溶剂至干，残渣加甲醇使溶解，转移至 10 mL 容量瓶中，加甲醇至刻度，摇匀，滤过，取续滤液，即得供试品溶液 B（测总蒽醌用）。结合蒽醌含量 = 总蒽醌含量 − 游离蒽醌含量。结果表明，中间体取样量 2.5 g 时，平行性良好，并且含量最高。制样过程中发现中间体取样量 5.0 g、7.5 g 样品的锥形瓶底部有样品未被溶剂浸透，提取不完全。生发片成品取样量 5.0 g 时游离蒽醌含量平行性良好，综合考虑指标成分色谱法响应值，故生发片膏粉取样量选择 2.5 g、生发片取样量 5.0 g。

4. 超声提取游离蒽醌时间的选择

取生发片（批号：1710062）25 片，去除糖衣，研细，混匀，取约 5.0 g 6 份，精密称定，置具塞锥形瓶中，精密加入甲醇 50 mL，称定重量，分别超声 30 min、45 min、60 min 各 2 份取出，放冷，再称定重量，用甲醇不足减失的重量，摇匀，过滤，即得。结果见表 2 − 3，超声 30 min、45 min、60 min 提取游离蒽醌，平行性均良好，含量差异不明显，45 min 含量略高，在后期实验中发现是与杂质峰分不开造成的，故选择超声 30 min 提取游离蒽醌。

表 2 − 3　超声提取游离蒽醌时间的选择

化学成分	超声时间	平均含量（μg/g）	总平均含量（μg/g）	RSD（%）
游离蒽醌	30 min	16.85		
	45 min	17.72	17.21	2.57
	60 min	17.07		

（二）色谱条件的选择

1. 波长的选择

大黄素对照品的最大吸收波长为 223 nm、254 nm、268 nm、289 nm，大黄素甲醚对照品的最大吸收波长为 224 nm、254 nm、267 nm、288 nm（图 2 − 2），根据

2015 年版《中华人民共和国药典》（一部）中何首乌含量测定项，大黄素、大黄素甲醚选取 254 nm 为检测波长。

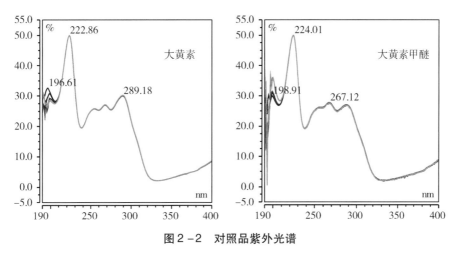

图 2-2　对照品紫外光谱

2. 流动相的选择

采用 2015 年版《中华人民共和国药典》（四部）何首乌含量测定项下结合蒽醌色谱条件，阴性对照溶液对游离和结合部分的大黄素峰均有干扰（图 2-3）。降

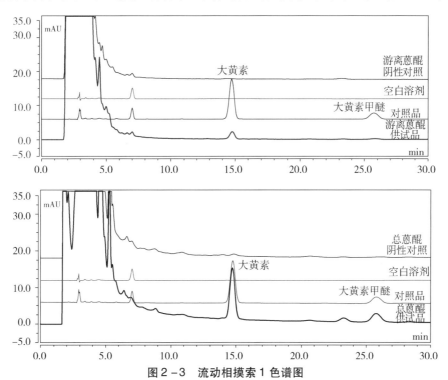

图 2-3　流动相摸索 1 色谱图

低甲醇比例，延长洗脱时间，结果阴性对照溶液无干扰，但大黄素、大黄素甲醚峰型不好（图2-4）。有机相改用洗脱能力更强的乙腈时，大黄素、大黄素甲醚峰型良好，但阴性对照溶液始终有干扰（图2-5）。经过反复试验发现采用8%甲醇、乙腈、0.1%磷酸洗脱时，峰型较好且阴性对照溶液无干扰（图2-6）。

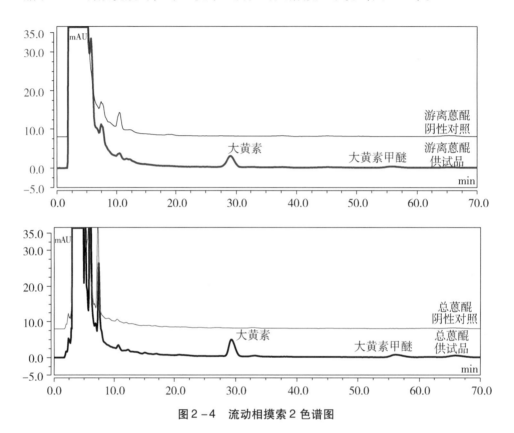

图2-4　流动相摸索2色谱图

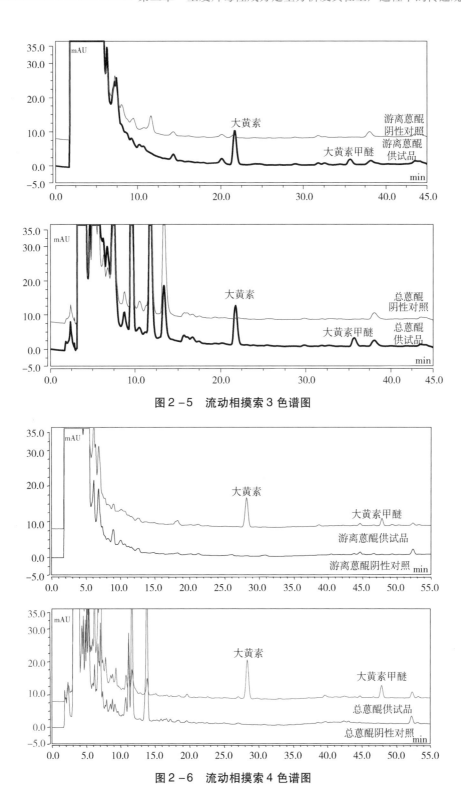

图2-5　流动相摸索3色谱图

图2-6　流动相摸索4色谱图

3. 流动相梯度的确定

采用甲醇（A）—乙腈（B）—0.1%磷酸（C）为流动相，经过多次摸索，流动相洗脱梯度见表2－4，此时大黄素、大黄素甲醚峰型、分离度好且阴性对照溶液无干扰（图2－6）。

表2－4　流动相洗脱梯度

时间（min）	流动相 A（%）	流动相 B（%）	流动相 C（%）
0～20	8	42→50	50→42
20～30	8	50	42
30～38	8	50→64	42→28
38～52	8	64→68	28→24
52～55	8	68	24

4. 色谱柱的选择

分别考察了 Welch Ultimate XB-C$_{18}$（4.6 mm × 250 mm，5 μm）、Thermo Syncronis C$_{18}$（4.6 mm ×250 mm，5 μm）、Hitachi LaChrom C$_{18}$（4.6 mm ×250 mm，5 μm）3 根色谱柱分离度、保留时间、理论塔板数和不对称性度，结果表明不同品牌的 C$_{18}$ 均可用于生发片蒽醌类成分的定量测定（图2－7、表2－5）。最终确定使用 Thermo Syncronis C$_{18}$（4.6 mm ×250 mm，5 μm）色谱柱进行后续实验。

表2－5　色谱柱的选择

化学成分	色谱柱	保留时间（min）	分离度	理论塔板数	不对称度
游离大黄素	Thermo	28.147	18.62	12131	1.04
	Welch	25.257	20.55	11253	1.05
	Hitachi	25.400	23.09	12584	1.16
游离大黄素甲醚	Thermo	47.637		58097	1.09
	Welch	44.278		57611	1.14
	Hitachi	44.690		53916	1.38
总大黄素	Thermo	28.120	22.15	15350	1.12
	Welch	25.252	24.70	14545	1.17
	Hitachi	25.440	15.39	20108	1.24
总大黄素甲醚	Thermo	47.672	5.68	59114	1.11
	Welch	44.245	4.88	63160	1.15
	Hitachi	44.737	5.23	67452	1.47

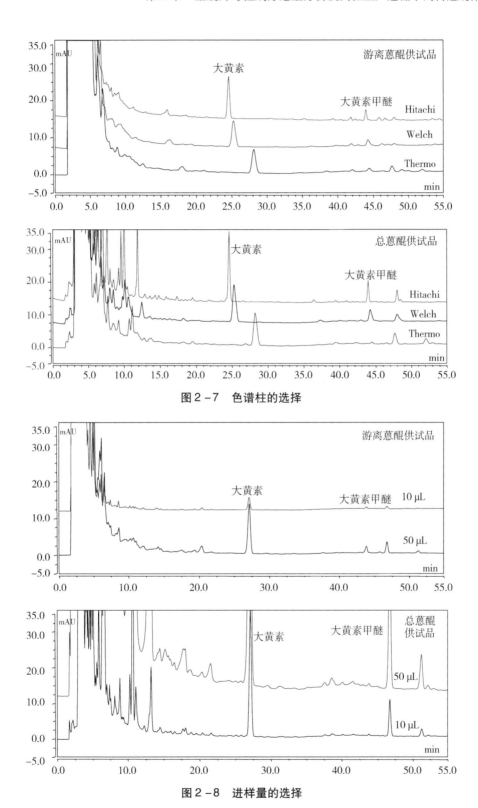

图2-7 色谱柱的选择

图2-8 进样量的选择

5. 进样量的选择

对比了进样量 10 μL 和 50 μL，结果见图 2 - 8，游离蒽醌供试品进样量为 10 μL 时指标成分响应值太低，总蒽醌供试品进样量为 50 μL 时基线稍差。故游离蒽醌供试品进样量选择 50 μL，总蒽醌供试品进样量选择 10 μL。

6. 柱温的选择

对比了 25 ℃ 和 30 ℃ 柱温，结果见图 2 - 9。温度越高指标成分出峰时间越早。柱温 30 ℃ 时，大黄素甲醚峰与杂质峰分离不开，并且游离供试品基线稍差，故柱温选择 25 ℃。

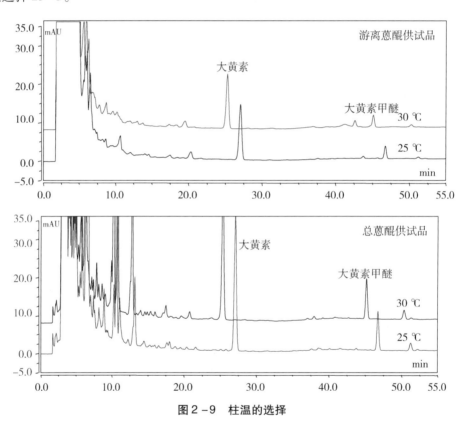

图 2 - 9 柱温的选择

（三）生发片蒽醌类成分定量测定方法学验证

1. 溶液的制备

（1）对照品溶液的制备：取大黄素、大黄素对照品适量，精密称定，加甲醇制成每 1 mL 含大黄素 8 μg、大黄素甲醚 4 μg 的溶液，即得。

（2）供试品溶液的制备：取本品 25 片，去除糖衣，精密称定，研细，混匀，取约 5.0 g（干膏粉 2.5 g），精密称定，置具塞锥形瓶中，精密加入甲醇 50 mL，称定重量，超声 30 min 取出，放冷，再称定重量，用甲醇不足减失的重量，摇匀，过滤，即得供试品溶液 A（测游离蒽醌用）。另取上述续滤液 25 mL，置具塞锥形瓶中，水浴蒸干，精密加 8% 盐酸溶液 20 mL，超声处理（功率 100 W，频率 40 Hz）5 min，加三氯甲烷 20 mL，水浴加热回流 1 h，取出，立即冷却，置分液漏斗中，用少量三氯甲烷洗涤容器，洗液并入分液漏斗中，分取三氯甲烷液，酸液再用三氯甲烷振摇提取 3 次，每次 15 mL，合并三氯甲烷液，回收溶剂至干，残渣加甲醇使溶解，转移至 10 mL 容量瓶中，加甲醇至刻度，摇匀，滤过，取续滤液，即得供试品溶液 B（测总蒽醌用）。结合蒽醌含量 = 总蒽醌含量 − 游离蒽醌含量。

2. 色谱条件

采用甲醇（A）—乙腈（B）—0.1% 磷酸（C）为流动相，按表 2 - 4 中的规定进行梯度洗脱，检测波长 254 nm，流速 1.0 mL/min，柱温 25 ℃。

3. 测定法

分别精密吸取供试品溶液 A 50 μL，对照品溶液和供试品溶液 B 各 10 μL，注入液相色谱仪，测定，即得。

4. 系统适用性试验

按 "3. 测定法" 分别吸取对照品溶液及供试品溶液（批号：170062）注入液相色谱仪测定，大黄素、大黄素甲醚与其他组分达到基线分离，分离度 $R > 1.5$（图 2 - 10、表 2 - 6）。根据不同色谱柱理论板数（Welch 柱为 11000，Thermo 柱 25000，Hitachi 柱 25000）及 2015 年版《中华人民共和国药典》（一部）何首乌结合蒽醌含量测定项下，考虑到不同品牌色谱柱之间差异及实际测定成本，拟定样品理论板数按大黄素峰计算不少于 3000。

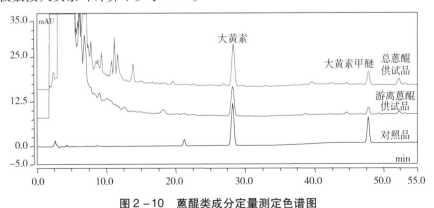

图 2 - 10 蒽醌类成分定量测定色谱图

表2-6 大黄素、大黄素甲醚系统适用性

化学成分	进样次数	时间（min）	峰面积	塔板数	对称因子	分离度（游离）	平均峰面积	RSD（%）
大黄素	1	28.085	5.2053	25291	0.97	27.34		
	2	28.223	5.2146	25182	0.97	26.97		
	3	28.345	5.2574	23113	0.99	26.75	5.2406	0.46
	4	28.332	5.2578	23641	0.99	26.85		
	5	28.265	5.2563	22685	1.01	26.39		
	6	28.268	5.2520	22400	1.01	26.72		
大黄素甲醚	1	47.662	2.6924	99377	0.98	6.66		
	2	47.798	2.7087	99995	0.97	6.72		
	3	47.858	2.7259	94092	1.00	6.76	2.7182	0.55
	4	47.837	2.7232	93794	1.00	6.69		
	5	47.790	2.7274	91374	1.01	6.74		
	6	47.795	2.7315	90104	1.01	n.a		

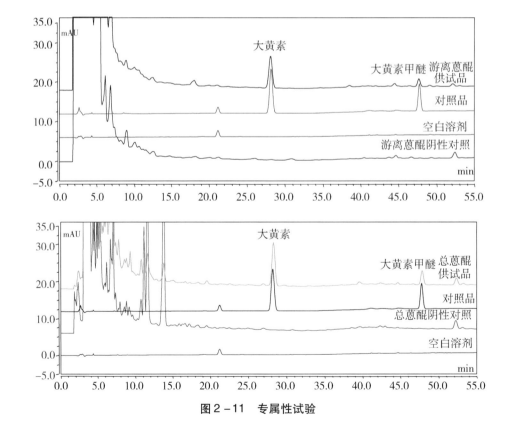

图2-11 专属性试验

5. 专属性试验

空白溶剂为甲醇，进样即得。

取生发片（批号：170062）、生发片阴性对照分别按"供试品溶液的制备"项下方法制备，进样分析（图2-11）。结果表明，游离蒽醌和总蒽醌供试品溶液中的大黄素、大黄素甲醚峰均不受溶剂、其他药材及辅料等因素干扰，该方法具有良好的专属性。

6. 定量限

取大黄素、大黄素甲醚对照品溶液适量（大黄素浓度8.342 μg/mL，大黄素甲醚浓度4.134 μg/mL），进样1 μL，连续进样5次，结果显示大黄素、大黄素甲醚信噪比均大于10（表2-7），故含量测定方法的大黄素定量下限为0.008342 μg、大黄素甲醚定量下限为0.004134 μg。

7. 线性关系及线性范围

取大黄素、大黄素甲醚对照品溶液分别进样7个点，大黄素进样量为0.008342 μg、0.04171 μg、0.08342 μg、0.12513 μg、0.16684 μg、0.20855 μg、0.25026 μg，大黄素甲醚进样量为0.004134 μg、0.02067 μg、0.04134 μg、0.06201 μg、0.08268 μg、0.10335 μg、0.12402 μg，在254 nm下测定，分别以大黄素、大黄素甲醚峰面积积分值 A（mAU * min）对大黄素、大黄素甲醚对照品的进样量 C（μg）进行回归分析，其线性回归方程分别为：大黄素 $A = 63.566\ C - 0.047$，相关系数 $R^2 = 1.000$；

表2-7　大黄素、大黄素甲醚定量下限

类型	进样次数	时间（min）	峰面积	对称因子	信噪比（S/N）	平均峰面积	RSD（%）
大黄素	1	28.188	0.4758	1.03	11.4		
	2	28.195	0.5086	1.02	11.3		
	3	28.205	0.5002	1.03	12.5	0.4950	2.84
	4	28.180	0.4848	1.02	12.4		
	5	28.188	0.5054	1.07	12.3		
大黄素甲醚	1	47.732	0.2535	1.00	21.5		
	2	47.725	0.2592	1.01	23.5		
	3	47.725	0.2541	1.02	21.6	0.2560	1.61
	4	47.687	0.2518	0.98	20.3		
	5	47.730	0.2615	1.03	17.5		

大黄素甲醚 $A = 66.693\ C - 0.0294$，相关系数 $R^2 = 1.000$。结果（表 2–8、图 2–12）表明，大黄素在 $0.008342 \sim 0.2503\ \mu g$ 范围内，大黄素甲醚在 $0.004134 \sim 0.1240\ \mu g$ 范围内，浓度与峰面积呈良好线性关系。

表2-8 大黄素、大黄素甲醚线性关系及线性范围

化学成分	保留时间（min）	峰面积	平均峰面积 A	进样量（μg）
大黄素	28. 188	0. 4758	0. 4922	0. 008342
	28. 195	0. 5086		
	28. 218	2. 6018	2. 5964	0. 04171
	28. 203	2. 5910		
	28. 208	5. 2445	5. 2472	0. 08342
	28. 205	5. 2499		
	28. 243	7. 9024	7. 9126	0. 1251
	28. 205	7. 9227		
	28. 265	10. 5659	10. 5554	0. 1668
	28. 252	10. 5449		
	28. 255	13. 2226	13. 2206	0. 2086
	28. 277	13. 2185		
	28. 243	15. 8462	15. 8548	0. 2503
	28. 247	15. 8633		
大黄素甲醚	47. 7320	0. 2535	0. 2564	0. 004134
	47. 7250	0. 2592		
	47. 7330	1. 3471	1. 3407	0. 02067
	47. 7270	1. 3343		
	47. 7470	2. 7136	2. 7220	0. 04134
	47. 7370	2. 7303		
	47. 7670	4. 0970	4. 1020	0. 06201
	47. 6880	4. 1071		
	47. 7920	5. 4911	5. 4871	0. 08268
	47. 7770	5. 4831		
	47. 7970	6. 8758	6. 8775	0. 1034
	47. 8000	6. 8792		
	47. 7830	8. 2284	8. 2335	0. 1240
	47. 7850	8. 2386		

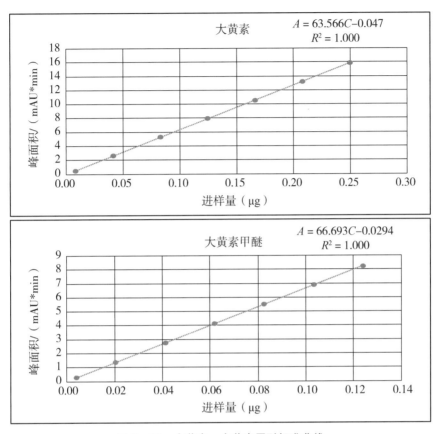

图2-12　大黄素、大黄素甲醚标准曲线

8. 重复性试验

取同一批号生发片供试品（批号：201710062）适量，平行6份，按"供试品溶液的制备"项下方法处理，依法测定；分别计算游离大黄素、大黄素甲醚和总大黄素、大黄素甲醚的平均含量及 *RSD*，结果见图2-13、表2-9、表2-10，表明该方法重复性好。

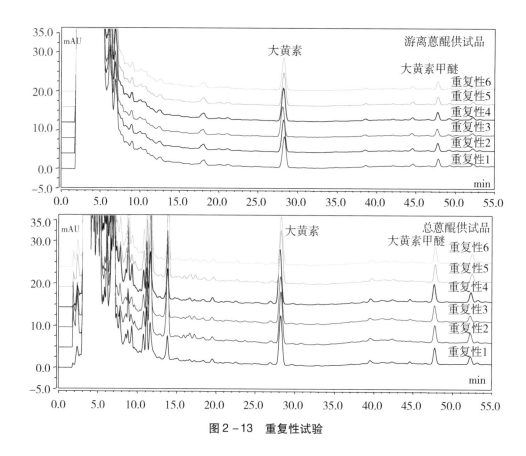

图 2 - 13　重复性试验

表 2 - 9　重复性试验（游离蒽醌）

化学成分	样品编号	取样量（g）	含量（μg/g）	平均含量（μg/g）	RSD（%）
游离大黄素	1	5.2397	12.17	12.95	2.81
	2	5.2725	12.95		
	3	5.0838	12.55		
	4	5.3854	12.97		
	5	5.3319	12.98		
	6	5.1015	13.60		
游离大黄素甲醚	1	5.2397	2.303	2.306	2.70
	2	5.2725	2.357		
	3	5.0838	2.234		
	4	5.3854	2.249		
	5	5.3319	2.298		
	6	5.1015	2.397		

表2-10　重复性试验（总蒽醌）

化学成分	样品编号	取样量（g）	含量（μg/g）	平均含量（μg/g）	RSD（%）
总大黄素	1	5.2397	33.39		
	2	5.2725	34.32		
	3	5.0838	32.78	33.64	3.06
	4	5.3854	34.87		
	5	5.3319	34.29		
	6	5.1015	32.19		
总大黄素甲醚	1	5.2397	9.006		
	2	5.2725	9.356		
	3	5.0838	9.093	9.212	2.51
	4	5.3854	9.393		
	5	5.3319	9.494		
	6	5.1015	8.933		

9. 精密度试验

取同一批号生发片供试品（批号：201710062）适量，按"供试品溶液的制备"项下方法处理，连续进样6次，测定游离大黄素、大黄素甲醚和总大黄素、大黄素甲醚的峰面积并计算 RSD 值，结果见表2-11、图2-14、表2-12，表明精密度好。

表2-11　精密度试验（游离蒽醌）

编号	游离大黄素					游离大黄素甲醚				
	保留时间（min）	峰面积	峰高	峰宽	对称因子	保留时间（min）	峰面积	峰高	峰宽	对称因子
1	28.220	4.1766	8.25	0.481	0.98	47.820	0.7780	2.04	0.365	1.00
2	28.278	4.1742	8.16	0.487	0.97	47.843	0.7825	2.02	0.370	0.99
3	28.327	4.1962	8.14	0.489	0.96	47.842	0.7844	2.01	0.372	0.98
4	28.290	4.1492	8.06	0.490	0.97	47.837	0.7543	1.97	0.369	1.00
5	28.280	4.1810	8.01	0.496	0.97	47.833	0.7873	1.99	0.378	0.97
6	28.277	4.1651	8.09	0.489	0.95	47.817	0.7637	1.96	0.374	1.00
峰面积平均值	4.1737	RSD（%）	0.380			峰面积平均值	0.7750	RSD（%）	1.69	

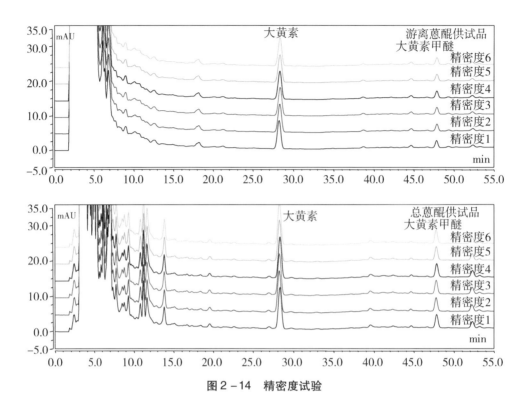

图 2 - 14 精密度试验

表 2 - 12 精密度试验（总蒽醌）

编号	总大黄素					总大黄素甲醚				
	保留时间（min）	峰面积	峰高	峰宽	对称因子	保留时间（min）	峰面积	峰高	峰宽	对称因子
1	28.298	5.5024	11.68	0.451	1.03	47.818	1.5269	3.76	0.387	1.03
2	28.198	5.5331	11.76	0.450	1.03	47.730	1.5442	3.82	0.384	1.06
3	28.223	5.4935	11.71	0.449	1.03	47.742	1.5380	3.82	0.382	1.04
4	28.280	5.5311	11.67	0.453	1.03	47.818	1.5316	3.79	0.386	1.02
5	28.212	5.5185	11.66	0.453	1.04	47.740	1.5442	3.82	0.384	1.05
6	28.202	5.5086	11.84	0.446	1.04	47.718	1.5442	3.82	0.383	1.03
峰面积平均值	5.5145		RSD（%）	0.270		峰面积平均值	1.5382		RSD（%）	0.49

10. 稳定性试验

取同一批号生发片供试品（批号：201710062）适量，按"供试品溶液的制备"项下方法处理，对照品溶液和供试品溶液在 0 h、2 h、4 h、8 h、12 h、24 h、

48 h、72 h、120 h 进样，测定游离大黄素、大黄素甲醚和总大黄素、大黄素甲醚的
峰面积并计算 *RSD* 值；结果见图 2 – 15、图 2 – 16 和表 2 – 13、表 2 – 14；表明对照
品溶液和生发片供试品溶液在 120 h 内稳定性好。

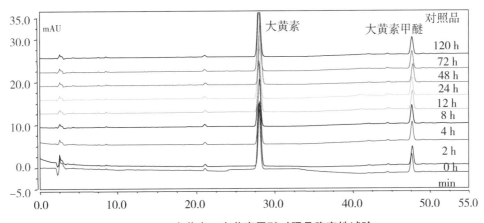

图 2 – 15　大黄素、大黄素甲醚对照品稳定性试验

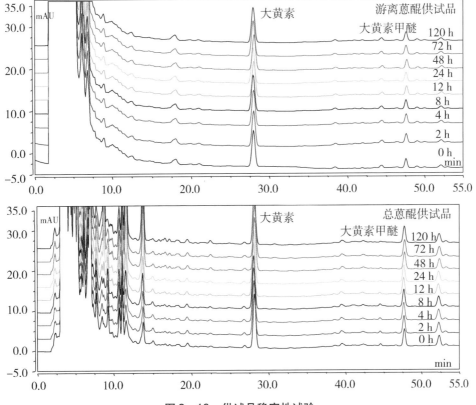

图 2 – 16　供试品稳定性试验

表 2 - 13　大黄素、大黄素甲醚对照品稳定性试验

时长（h）	大黄素		大黄素甲醚	
	保留时间（min）	峰面积	保留时间（min）	峰面积
0	28.088	6.4909	47.652	1.5895
2	28.165	6.5073	47.707	1.5956
4	28.163	6.4883	47.705	1.5896
8	28.107	6.5282	47.677	1.6075
12	28.172	6.4855	47.757	1.6020
24	28.123	6.4574	47.693	1.5976
48	28.242	6.5048	47.783	1.6146
72	28.122	6.5099	47.700	1.6067
120	28.107	6.5454	47.670	1.6165
平均峰面积	6.5020		1.6022	
RSD（%）	0.39		0.62	

表 2 - 14　供试品稳定性试验

时长（h）	游离大黄素		游离大黄素甲醚		总大黄素		总大黄素甲醚	
	保留时间（min）	峰面积	保留时间（min）	峰面积	保留时间（min）	峰面积	保留时间（min）	峰面积
0	28.018	4.2596	47.607	0.8272	28.225	5.7320	47.772	1.6210
2	28.067	4.2412	47.648	0.8341	28.168	5.7059	47.722	1.6229
4	28.060	4.2605	47.657	0.8369	28.147	5.7083	47.702	1.5835
8	28.012	4.2423	47.620	0.8411	28.145	5.7041	47.718	1.6067
12	28.100	4.2778	47.725	0.8293	28.115	5.7196	47.682	1.6111
24	28.012	4.2634	47.648	0.8298	28.178	5.7374	47.728	1.6103
48	28.122	4.2794	47.727	0.8329	28.257	5.7768	47.803	1.6309
72	28.030	4.2942	47.635	0.8432	28.302	5.8389	47.842	1.6618
120	28.008	4.3080	47.623	0.8507	28.233	5.8874	47.785	1.6451
平均峰面积	4.2696		0.8361		5.7567		1.6215	
RSD（%）	0.52		0.92		1.14		1.41	

11. 加样回收率试验

精密称取已测游离大黄素、大黄素甲醚和总大黄素、大黄素甲醚含量的生发片

供试品（批号：201710062）适量（其游离大黄素、大黄素甲醚平均含量分别为 12.95 μg/g、2.306 μg/g，总大黄素、大黄素甲醚平均含量分别为 33.64 μg/g、9.212 μg/g），平行 9 份，分别精密加入低、中、高浓度的大黄素、大黄素甲醚对照品，按 "供试品溶液的制备" 项下操作，依法测定，计算回收率。结果见表 2 - 15、表 2 - 16，表明该方法回收率好。

表 2 - 15　加样回收试验（游离蒽醌）

化学成分	样品编号	称样量（g）	原有量（μg）	加入量（μg）	测得量（μg）	回收率（%）	平均回收率（%）	RSD（%）
游离大黄素	1	5.0830	65.82	32.55	97.12	96.16		
	2	5.0866	65.87	32.55	99.59	103.59		
	3	5.0344	65.20	32.55	99.37	104.98		
	4	5.0124	64.91	65.10	133.15	104.82		
	5	5.1130	66.21	65.10	133.24	102.96	101.47	3.06
	6	4.9859	64.57	65.10	131.75	103.20		
	7	5.0702	65.66	97.65	162.64	99.31		
	8	4.9940	64.67	97.65	161.64	99.30		
	9	5.0280	65.11	97.65	161.73	98.95		
游离大黄素甲醚	1	5.0830	11.72	6.029	17.38	93.88		
	2	5.0866	11.73	6.029	17.88	102.01		
	3	5.0344	11.61	6.029	17.90	104.33		
	4	5.0124	11.56	12.058	24.55	107.73		
	5	5.1130	11.79	12.058	23.90	100.43	100.98	3.72
	6	4.9859	11.50	12.058	23.62	100.51		
	7	5.0702	11.69	18.087	29.66	99.35		
	8	4.9940	11.52	18.087	29.57	99.80		
	9	5.0280	11.59	18.087	29.81	100.74		

注：蒽醌类成分定量测定为杂质定量测定，且大黄素甲醚含量低于 0.001%，游离蒽醌加样回收率试验取样量与样品取样量相同。

表 2 - 16　加样回收试验（总蒽醌）

化学成分	样品编号	称样量（g）	原有量（μg）	加入量（μg）	测得量（μg）	回收率（%）	平均回收率（%）	RSD（%）
总大黄素	1	2.5001	84.10	41.66	130.83	112.17		
	2	2.5225	84.86	41.66	131.03	110.82		
	3	2.5620	86.19	41.66	132.65	111.52		
	4	2.5265	84.99	83.32	172.56	105.10		
	5	2.5261	84.98	83.32	173.70	106.48	107.35	3.20
	6	2.5513	85.83	83.32	173.18	104.83		
	7	2.5587	86.07	124.98	220.38	107.46		
	8	2.5301	85.11	124.98	212.88	102.23		
	9	2.5586	86.07	124.98	217.95	105.52		
总大黄素甲醚	1	2.5001	23.03	12.058	35.55	103.83		
	2	2.5225	23.24	12.058	36.62	110.96		
	3	2.5620	23.60	12.058	37.66	116.60		
	4	2.5265	23.27	24.116	47.95	102.34		
	5	2.5261	23.27	24.116	48.33	103.91	104.38	5.71
	6	2.5513	23.50	24.116	48.79	104.87		
	7	2.5587	23.57	36.174	59.33	98.86		
	8	2.5301	23.31	36.174	59.13	99.02		
	9	2.5586	23.57	36.174	59.44	99.16		

12. 中间精密度试验

取同一批号生发片供试品（批号：201710062）适量，分别在不同日期、不同分析人员、不同设备等变动因素条件下，按"供试品溶液的制备"项下操作，依法测定，分别计算游离大黄素、大黄素甲醚和总大黄素、大黄素甲醚的平均含量及 RAD。结果见图 2 - 17 至图 2 - 19 和表 2 - 17、表 2 - 18，说明中间精密度好。

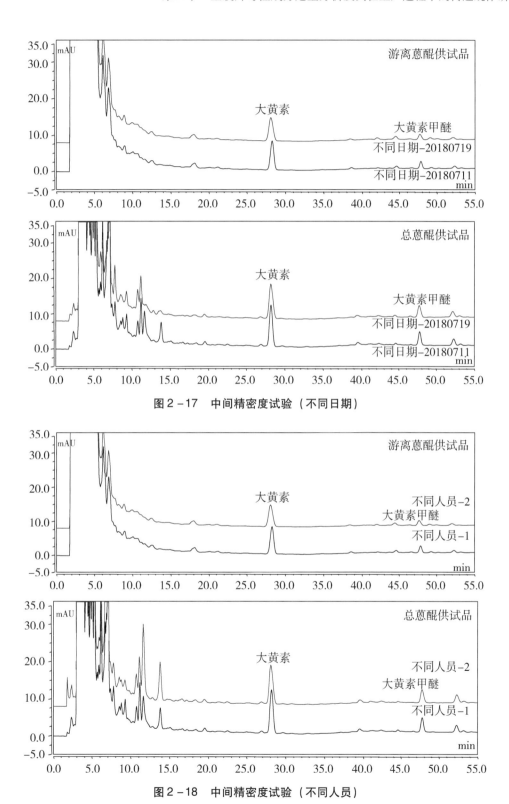

图2-17 中间精密度试验（不同日期）

图2-18 中间精密度试验（不同人员）

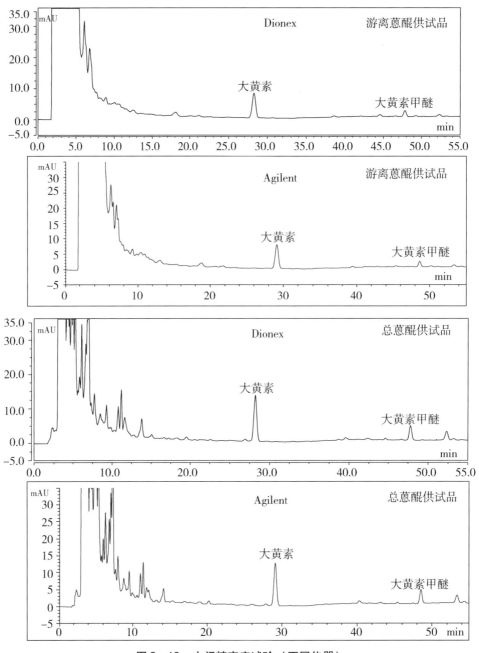

图 2 - 19　中间精密度试验（不同仪器）

表 2 - 17　中间精密度试验（游离蒽醌）

类型	影响因素	称样量 （g）	含量 （μg/g）	平均含量 （μg/g）	总平均含量 （μg/g）	*RAD* （%）
游离大黄素	不同人员	5.3319	12.98	13.29	13.26	0.19
		5.1015	13.60			
		5.2491	13.70	13.24		
		5.1978	12.77			
	不同日期	5.3319	12.98	13.29	13.30	0.08
	20180711	5.1015	13.60			
	20180719	5.0470	13.29	13.31		
		5.0771	13.33			
	不同仪器	5.0470	13.29	13.31	13.27	0.30
	Dionex U300	5.0771	13.33			
	Agilent1260	5.0470	13.22	13.23		
		5.0771	13.24			
游离大黄素甲醚	不同人员	5.3319	2.298	2.348	2.350	0.09
		5.1015	2.397			
		5.2491	2.468	2.352		
		5.1978	2.237			
	不同日期	5.3319	2.298	2.348	2.323	1.08
	20180711	5.1015	2.397			
	20180719	5.0470	2.307	2.298		
		5.0771	2.288			
	不同仪器	5.0470	2.307	2.298	2.284	0.61
	Dionex U300	5.0771	2.288			
	Agilent1260	5.0470	2.263	2.270		
		5.0771	2.277			

表2-18 中间精密度试验（总蒽醌）

类型	影响因素		称样量（g）	含量（μg/g）	平均含量（μg/g）	总平均含量（μg/g）	*RAD*（%）
总大黄素	不同人员	1	5.3319	34.29	33.24	33.59	1.04
			5.1015	32.19			
		2	5.2491	35.29	33.94		
			5.1978	32.58			
	不同日期	20180711	5.3319	34.29	33.24	34.48	3.61
			5.1015	32.19			
		20180719	5.0470	36.08	35.73		
			5.0771	35.28			
	不同仪器	Dionex U300	5.0470	36.08	35.73	35.44	0.82
			5.0771	35.28			
		Agilent1260	5.0470	35.46	35.15		
			5.0771	34.84			
总大黄素甲醚	不同人员	1	5.3319	9.494	9.214	9.380	1.78
			5.1015	8.933			
		2	5.2491	9.915	9.547		
			5.1978	9.179			
	不同日期	20180711	5.3319	9.494	9.214	9.667	4.69
			5.1015	8.933			
		20180719	5.0470	10.17	10.12		
			5.0771	10.07			
	不同仪器	Dionex U300	5.0470	9.494	9.214	9.363	1.59
			5.0771	8.933			
		Agilent1260	5.0470	9.641	9.512		
			5.0771	9.383			

13. 耐用性试验

取同一批号生发片供试品（批号：201710062）适量，分别使用 Welch Ultimate XB-C$_{18}$（4.6 mm×250 mm，5 μm，S. N. 211504269）、Thermo Syncronis C$_{18}$（4.6 mm×250 mm，5 μm，SN. 10369676）、Hitachi LaChrom C$_{18}$（4.6 mm×250 mm，5 μm，NO. 28F5I-042）色谱柱，依法测定，分别计算游离大黄素、大黄素甲醚和总大黄

素、大黄素甲醚的含量，计算游离大黄素、大黄素甲醚和总大黄素、大黄素甲醚含量的 RSD。结果见表 2-19，说明该方法耐用性好。

表 2-19　耐用性试验（不同色谱柱比较）

类型	色谱柱	称样量（g）	含量（μg/g）	平均含量（μg/g）	总平均含量（μg/g）	RSD（%）
游离大黄素	Thermo	5.0470	13.29	13.3100	13.39	0.60
		5.0771	13.33			
	Welch	5.0470	13.36	13.3800		
		5.0771	13.40			
	Hitachi	5.0470	13.67	13.4700		
		5.0771	13.27			
游离大黄素甲醚	Thermo	5.0470	2.307	2.2980	2.223	4.61
		5.0771	2.288			
	Welch	5.0470	2.119	2.1060		
		5.0771	2.093			
	Hitachi	5.0470	2.292	2.2640		
		5.0771	2.235			
总大黄素	Thermo	5.0470	36.08	35.73	36.72	2.47
		5.0771	35.28			
	Welch	5.0470	37.74	37.51		
		5.0771	37.28			
	Hitachi	5.0470	37.16	36.92		
		5.0771	36.67			
总大黄素甲醚	Thermo	5.0470	10.17	10.12	9.861	3.06
		5.0771	10.07			
	Welch	5.0470	9.355	9.529		
		5.0771	9.703			
	Hitachi	5.0470	9.797	9.934		
		5.0771	10.070			

【实验结果】

16 批生发片样品总大黄素（肝毒性成分）含量见表 2 - 20，结合蒽醌（致泻成分）含量见表 2 - 21。16 批生发片中总大黄素含量为每片 11.73 ~ 41.92 μg，总平均含量为每片 21.52 μg，均远远小于含量上限每片 7.41 mg；结合蒽醌含量每片 9.48 ~ 34.79 μg，总平均含量每片 16.49 μg，均远远小于含量上限每片 66.99 mg。说明生发片致肝损伤和致泻的概率低，生发片安全性良好。

表 2 - 20　16 批生发片成品中肝毒性成分总大黄素含量

批号	工艺	取样量（g）	含量（μg/片）	平均含量（μg/片）	RAD（%）
1501001	与黑豆、黑枣分煎	5.1215	31.61	31.21	1.28
		5.1435	30.81		
1605001	与黑豆、黑枣分煎	5.2062	28.56	27.74	2.94
		5.2277	26.93		
1710062	与黑豆、黑枣分煎	5.2223	12.72	12.74	0.12
		5.1921	12.75		
1801003	与黑豆、黑枣分煎	5.0564	12.29	12.42	1.09
		4.9207	12.56		
1801004	与黑豆、黑枣分煎	5.0563	11.99	11.73	2.22
		5.0455	11.47		
1801005	与黑豆、黑枣分煎	5.0104	14.08	14.00	0.61
		5.0597	13.91		
1807029	与黑豆、黑枣分煎	5.0876	27.11	27.49	1.38
		5.0012	27.87		
1807030	与黑豆、黑枣分煎	5.1339	22.35	21.10	5.90
		5.0293	19.86		
1811058	与黑豆、黑枣合煎	5.0159	26.65	26.66	0.02
		5.0698	26.66		
1811061	与黑豆、黑枣合煎	5.0816	24.19	24.16	0.12
		5.0582	24.13		
1908001	与黑豆、黑枣合煎	5.0151	33.55	33.44	0.31
		5.0138	33.34		
1908002	与黑豆、黑枣合煎	5.0028	42.10	41.92	0.42
		5.1885	41.75		

续上表

批号	工艺	取样量（g）	含量（μg/片）	平均含量（μg/片）	RAD（%）
1908003	与黑豆、黑枣合煎	5.1128	39.38	39.40	0.04
		5.1708	39.41		
1908004	与黑豆、黑枣分煎	5.1976	25.15	24.91	0.96
		5.1825	24.67		
1908005	与黑豆、黑枣分煎	5.0761	21.46	22.66	5.27
		5.1784	23.85		
1908006	与黑豆、黑枣分煎	5.1381	21.56	21.52	0.91
		5.1349	21.48		
平均含量（μg/片）				21.52	
含量上限（mg/片）				7.41	

表 2-21　16 批生发片成品中致泻成分结合蒽醌含量

批号	工艺	取样量（g）	含量（μg/片）	平均含量（μg/片）	RAD（%）
1501001	与黑豆、黑枣分煎	5.1215	22.55	22.10	2.04
		5.1435	21.65		
1605001	与黑豆、黑枣分煎	5.2062	21.34	20.76	2.82
		5.2277	20.17		
1710062	与黑豆、黑枣分煎	5.2223	10.49	10.52	0.24
		5.1921	10.54		
1801003	与黑豆、黑枣分煎	5.0564	10.25	10.61	3.39
		4.9207	10.97		
1801004	与黑豆、黑枣分煎	5.0563	9.80	9.48	3.43
		5.0455	9.15		
1801005	与黑豆、黑枣分煎	5.0104	13.09	13.04	0.42
		5.0597	12.98		
1807029	与黑豆、黑枣分煎	5.0876	26.73	27.12	1.46
		5.0012	27.52		
1807030	与黑豆、黑枣分煎	5.1339	21.38	20.14	6.13
		5.0293	18.91		
1811058	与黑豆、黑枣合煎	5.0159	25.92	25.94	0.08
		5.0698	25.96		

续上表

批号	工艺	取样量（g）	含量（μg/片）	平均含量（μg/片）	RAD（%）
1811061	与黑豆、黑枣合煎	5.0816	22.26	22.29	0.13
		5.0582	22.32		
1908001	与黑豆、黑枣合煎	5.0151	27.04	27.02	0.06
		5.0138	27.01		
1908002	与黑豆、黑枣合煎	5.0028	35.01	34.79	0.63
		5.1885	34.57		
1908003	与黑豆、黑枣合煎	5.1128	32.59	32.70	0.34
		5.1708	32.81		
1908004	与黑豆、黑枣分煎	5.1976	20.38	20.24	0.69
		5.1825	20.10		
1908005	与黑豆、黑枣分煎	5.0761	17.54	18.69	6.15
		5.1784	19.84		
1908006	与黑豆、黑枣分煎	5.1381	16.46	16.49	0.18
		5.1349	16.52		
	平均含量（μg/片）			16.49	
	含量上限（mg/片）			66.99	

第三节　生发片毒性成分在生产过程中的传递规律研究

一、不同煎煮工艺对毒性成分的影响（生产厂家制备小试样品）

【实验材料】

仪器、对照品、试剂与本章第二节相同；本研究所用供试品见表 2 - 22。

表 2-22　何首乌饮片及其中间体来源

工艺	何首乌饮片批号	对应干膏粉批号	来源
厂家何首乌与黑豆、黑枣分煎	180303	1805001	广西南宁百会药业集团有限公司
厂家何首乌与黑豆、黑枣合煎	180303	1805002	广西南宁百会药业集团有限公司
—	171230	—	广西南宁百会药业集团有限公司

【实验方法】

药材测定同 2015 年版《中华人民共和国药典》（一部）何首乌饮片"含量测定"项结合蒽醌的测定方法；干膏粉测定同本章第二节。

【实验结果】

（一）何首乌药材毒性成分的含量

何首乌药材中总大黄素含量见表 2-23，结合蒽醌含量见表 2-24。

表 2-23　何首乌药材中肝毒性成分总大黄素含量

样品名称	取样量（g）	水分（%）	总大黄素含量（μg/g）	平均含量（μg/g）	RAD（%）
171230	1.0491	9.75	2895	2858	1.30
	1.0803		2821		
180303	1.0448	10.94	2966	3007	1.38
	1.0329		3049		

表 2-24　何首乌药材中致泻成分结合蒽醌含量

样品名称	取样量（g）	水分（%）	结合蒽醌含量（μg/g）	平均含量（μg/g）	RAD（%）
171230	1.0491	9.75	2835	2774	2.20
	1.0803		2713		
180303	1.0448	10.94	3092	3153	1.93
	1.0329		3214		

（二）不同工艺生产的干膏粉（中间体）毒性成分的含量

不同工艺的干膏粉（中间体）总大黄素含量见表 2-25，结合蒽醌含量见表 2-26。

表 2 -25　不同工艺生产的干膏粉（中间体）肝毒性成分总大黄素的含量

样品名称	工艺	何首乌药材批号	取样量 (g)	总大黄素含量 (μg/g)	平均含量 (μg/g)	RAD (%)
1805001	与黑豆、黑枣分煎	180303	2.5242	25.59	24.38	4.98
			2.5881	23.16		
1805002	与黑豆、黑枣合煎		2.5698	11.75	11.32	3.80
			2.5184	10.89		

表 2 -26　不同工艺生产的干膏粉（中间体）致泻成分结合蒽醌含量

样品名称	工艺	何首乌药材批号	取样量 (g)	结合蒽醌含量 (μg/g)	平均含量 (μg/g)	RAD (%)
1805001	与黑豆、黑枣分煎	180303	2.5242	18.75	17.80	5.31
			2.5881	16.86		
1805002	与黑豆、黑枣合煎		2.5698	10.29	9.745	5.59
			2.5184	9.200		

（三）不同工艺毒性成分在饮片 - 干膏粉（中间体）的转移率

毒性成分总大黄素、结合蒽醌在何首乌饮片 - 干膏粉（生发片的中间体）的转移率见表 2 -27。何首乌与黑豆、黑枣分煎工艺的毒性成分在饮片 - 干膏粉转移率均略高于与黑豆、黑枣合煎工艺，但无显著性差异。生产厂家小试毒性成分在饮片 - 干膏粉转移率明显低于大生产的样品，原因在于小试生产与大生产设备条件不一样，小试在煎煮和干燥过程中蒽醌类成分比大生产分解更多[26]。

表 2 -27　毒性成分何首乌饮片 - 干膏粉转移率

何首乌药材批号	类型	药材				生发片干膏粉				转移率 (%)	工艺
		重量 (g)	含量 (μg/g)	水分 (%)	总量 (mg)	批号	重量 (g)	含量 (μg/g)	总量 (mg)		
180303	总大黄素	1000	3007	10.94	2678	1805001	1530	24.38	37.30	1.39	与黑豆、黑枣分煎
		1000	3007	10.94	2678	1805002	1810	11.32	20.49	0.77	与黑豆、黑枣合煎
	结合蒽醌	1000	3153	10.94	2808	1805001	1530	17.80	27.23	0.97	与黑豆、黑枣分煎
		1000	3153	10.94	2808	1805002	1810	9.745	17.64	0.63	与黑豆、黑枣合煎

二、不同煎煮条件对毒性成分的影响

文献[1]报道黑豆对何首乌有减毒的作用，前述生产厂家的小试结果显示何首乌饮片与黑豆、黑枣合煎，可降低其毒性成分。本实验参考生发片的处方与生产工艺，在实验室制备何首乌饮片与黑豆、黑枣分煎/合煎样品，以及同温度下何首乌饮片单煎样品，并制备不同温度何首乌饮片单煎样品，考察煎煮药材、煎煮温度对生发片中蒽醌类成分的影响，为后期优化生发片生产工艺提供依据。

【实验材料】

仪器、对照品、试剂与本章第二节相同；本实验所用供试品见表2-28。

表2-28　药材样品来源

药材	批号	产地	来源
何首乌	171230	江苏	广西南宁百会药业集团有限公司
何首乌	180303	江苏	广西南宁百会药业集团有限公司
女贞子	171230	安徽	广西南宁百会药业集团有限公司
山药	171219	河南	广西南宁百会药业集团有限公司
地黄	171108	—	广西南宁百会药业集团有限公司
墨旱莲	171230	湖北	广西南宁百会药业集团有限公司
茯苓	171219	安徽	广西南宁百会药业集团有限公司
牡丹皮	171230	安徽	广西南宁百会药业集团有限公司
泽泻	171230	四川	广西南宁百会药业集团有限公司
桑椹	171219	江苏	广西南宁百会药业集团有限公司
麦冬	171219	湖北	广西南宁百会药业集团有限公司
黑枣	171219	河北	广西南宁百会药业集团有限公司
黑豆	171230	广西	广西南宁百会药业集团有限公司

【实验方法】

（一）小试样品的制备

1. 何首乌与黑豆、黑枣分煎样品的制备

按照生发片处方称取各味药（何首乌饮片40 g），按生产工艺煎煮。

2. 何首乌与黑豆、黑枣合煎样品的制备

按照生发片处方称取各味药（何首乌饮片 40 g），何首乌饮片与黑豆、黑枣同煎煮，其他按生产工艺煎煮。

3. 何首乌 100 ℃ 单煎样品的制备

称取何首乌饮片 40 g，按生产工艺单煎煮。

4. 何首乌 80 ℃ 单煎样品的制备

称取何首乌饮片 40 g，水浴 80 ℃，按生产工艺单煎煮。

5. 何首乌 60 ℃ 单煎样品的制备

称取何首乌饮片 40 g，水浴 60 ℃，按生产工艺单煎煮。

（二）小试样品蒽醌类成分的含量测定

1. 供试品溶液的制备

精密量取本品溶液 100 mL（何首乌饮片单煎样品取 50 mL），置茄形瓶中，用旋转蒸发仪对煎煮液进行减压浓缩，浓缩温度设为 45 ℃，真空 −0.1 mbar，浓缩至生药浓度为 1.30 ～ 1.35 g/mL，其他同本章第二节。

2. 样品测定

同本章第二节。

【实验结果】

（一）小试样品煎煮液中蒽醌类成分的含量

不同工艺的煎煮液中，总大黄素含量见表 2 – 29，结合蒽醌含量见表 2 – 30。

表 2 - 29　煎煮液中总大黄素的含量

饮片批号	工艺	取样量（mL）	总大黄素含量（μg/100 mL）	平均含量（μg/100 mL）	RAD（%）
171230	与黑豆、黑枣分煎	100	241.40 235.20	238.3	1.30
171230	与黑豆、黑枣合煎	100	53.95 52.00	52.98	1.84
171230	100 ℃单煎	50	2537 2537	2755	7.91
171230	80 ℃单煎	50	1016 1345	1180	13.94
171230	60 ℃单煎	50	648.10 660.10	654.10	0.92
180303	与黑豆、黑枣分煎	100	80.40 86.03	83.62	3.84
180303	与黑豆、黑枣合煎	100	75.56 73.54	74.55	1.35
180303	100 ℃单煎	50	2950 3105	3028	2.56
180303	80 ℃单煎	50	2207 1845	2026	8.93
180303	60 ℃单煎	50	966.20 975.60	970.90	0.48

表 2 - 30 煎煮液中结合蒽醌的含量

饮片批号	工艺	取样量（mL）	结合蒽醌含量（μg/100 mL）	平均含量（μg/100 mL）	RAD（%）
171230	与黑豆、黑枣分煎	100	214.20 207.00	210.60	1.71
171230	与黑豆、黑枣合煎	100	45.06 42.63	43.84	2.77
171230	100 ℃单煎	50	1921 2254	2088	7.97
171230	80 ℃单煎	50	769.00 1189	979	21.45
171230	60 ℃单煎	50	457.30 443.30	450.30	1.56
180303	与黑豆、黑枣分煎	100	62.24 71.83	67.04	7.15
180303	与黑豆、黑枣合煎	100	43.26 42.14	42.70	1.31
180303	100 ℃单煎	50	2630 2927	2778	5.35
180303	80 ℃单煎	50	2393 1903	2148	11.41
180303	60 ℃单煎	50	743.60 737.80	740.70	0.39

（二）煎煮药材对蒽醌类成分的影响

批号为 171230、180303 的何首乌饮片，按不同工艺煎煮，总大黄素、结合蒽醌从饮片到煎煮液的转移率见表 2 - 31、表 2 - 32。结果表明，总大黄素、结合蒽醌在饮片至煎煮液的转移率在 100 ℃单煎时最大，在何首乌与黑豆、黑枣合煎时最小；说明生发片处方中何首乌饮片与其他药材煎煮，可降低蒽醌类成分；但何首乌与黑豆分煎、合煎毒性成分的转移率无显著性差异。

表 2-31 何首乌与不同药材煎煮过程中总大黄素从饮片到煎煮液的转移率

饮片批号	工艺	饮片含量（μg/g）	饮片重量（g）	水分（%）	饮片总含量（mg）	煎煮液中总大黄素含量（μg/100 mL）	煎煮液总量（mL）	煎煮液中总含量（mg）	转移率（%）
171230	与黑豆、黑枣分煎	2858	40	9.75	103.2	238.30	3485	8.305	8.05
	与黑豆、黑枣合煎	2858	40	9.75	103.2	52.98	3550	1.881	1.82
	100 ℃单煎	2858	40	9.75	103.2	2755	530	14.60	14.15
180303	与黑豆、黑枣分煎	3007	40	10.94	107.1	83.62	3480	2.91	2.91
	与黑豆、黑枣合煎	3007	40	10.94	107.1	74.55	3300	2.46	2.46
	100 ℃单煎	3007	40	10.94	107.1	3028	520	15.75	14.71

表 2-32 何首乌与不同药材煎煮过程中结合蒽醌从饮片到煎煮液的转移率

饮片批号	工艺	饮片含量（μg/g）	饮片重量（g）	水分（%）	饮片总含量（mg）	煎煮液中结合蒽醌含量（μg/100 mL）	煎煮液总量（mL）	煎煮液中总含量（mg）	转移率（%）
171230	与黑豆、黑枣分煎	2774	40	9.75	100.1	210.60	3485	7.339	7.33
	与黑豆、黑枣合煎	2774	40	9.75	100.1	43.88	3550	1.558	1.56
	100 ℃单煎	2774	40	9.75	100.1	2088	530	11.07	11.06
180303	与黑豆、黑枣分煎	3153	40	10.94	112.3	67.04	3480	2.333	2.09
	与黑豆、黑枣合煎	3153	40	10.94	112.3	42.70	3300	1.409	1.25
	100 ℃单煎	3153	40	10.94	112.3	2778	520	14.45	12.74

(三) 煎煮温度对蒽醌类成分的影响

批号为171230、180303的何首乌饮片，按不同温度单煎，总大黄素，结合蒽醌在饮片至煎煮液的转移率见表2-33、表2-34。结果表明，总大黄素、结合蒽醌在饮片至煎煮液的转移率100 ℃单煎时最大，60 ℃单煎时最小；说明60～100 ℃煎煮时，温度越高蒽醌类成分转移率越高。

表2-33 何首乌不同温度煎煮过程中总大黄素从饮片到煎煮液的转移率

饮片批号	工艺	饮片含量（μg/g）	饮片重量（g）	水分（%）	饮片总含量（mg）	煎煮液中总大黄素含量（μg/100 mL）	煎煮液总量（mL）	煎煮液总含量（mg）	转移率（%）
171230	100 ℃单煎	2858	40	9.75	103.2	2755	530	14.61	14.15
	80 ℃单煎	2858	40	9.75	103.2	1180	530	6.25	6.06
	60 ℃单煎	2858	40	9.75	103.2	645.1	510	3.290	3.19
180303	100 ℃单煎	3007	40	10.94	107.1	3028	520	15.75	14.71
	80 ℃单煎	3007	40	10.94	107.1	2026	520	10.54	9.84
	60 ℃单煎	3007	40	10.94	107.1	970.9	500	4.854	4.53

表2-34 何首乌不同温度煎煮过程中结合蒽醌从饮片到煎煮液的转移率

饮片批号	工艺	饮片含量（μg/g）	饮片重量（g）	水分（%）	饮片总含量（mg）	煎煮液中结合蒽醌含量（μg/100 mL）	煎煮液总量（mL）	煎煮液总含量（mg）	转移率（%）
171230	100 ℃单煎	2774	40	9.75	100.1	2080	530	11.05	11.04
	80 ℃单煎	2774	40	9.75	100.1	979.0	530	5.138	5.13
	60 ℃单煎	2774	40	9.75	100.1	450.3	510	2.281	2.28
180303	100 ℃单煎	3133	40	10.94	111.6	2778	520	14.32	12.83
	80 ℃单煎	3133	40	10.94	111.6	2148	520	11.09	9.94
	60 ℃单煎	3133	40	10.94	111.6	740.7	500	3.678	3.30

三、不同煎煮工艺对毒性成分的影响以及生产过程中化学物质传递性研究

【实验材料】

仪器、对照品、试剂与本章第二节相同；本实验所用供试品见表2－35。

【实验方法】

同前述。

表2－35　生发片及其中间体来源

工艺	样品名称	生发片	何首乌对应饮片	对应浓缩液	对应干膏粉	对应素片	来源
与黑豆、黑枣分煎	批号	1908004	190105	19030006	19030006	1908004	广西南宁百会药业集团有限公司
	数量	100万片	100 kg	481.1 kg	269.5 kg	100万片	广西南宁百会药业集团有限公司
	批号	1908005	190108	19030007	19030007	1908005	广西南宁百会药业集团有限公司
	数量	100万片	100 kg	443.7 kg	250.5 kg	100万片	广西南宁百会药业集团有限公司
	批号	1908006	190112	19030008	19030008	1908006	广西南宁百会药业集团有限公司
	数量	100万片	100 kg	487.9 kg	268.8 kg	100万片	广西南宁百会药业集团有限公司
与黑豆、黑枣合煎	批号	1908001	190105	19060019	19060019	1908001	广西南宁百会药业集团有限公司
	数量	70万片	70 kg	376.8 kg	194.6 kg	70万片	广西南宁百会药业集团有限公司
	批号	1908002	190108	19060020	19060020	1908002	广西南宁百会药业集团有限公司
	数量	70万片	70 kg	293.8 kg	173.1 kg	70万片	广西南宁百会药业集团有限公司
	批号	1908003	190112	19060021	19030008	1908003	广西南宁百会药业集团有限公司
	数量	70万片	70 kg	339.3 kg	200.3 kg	70万片	广西南宁百会药业集团有限公司

【实验结果】

（一）从饮片到浓缩液的化学物质传递

1. 何首乌药材毒性成分的含量

何首乌药材总大黄素含量见表2-36，结合蒽醌含量见表2-37。

表2-36 何首乌药材肝毒性成分总大黄素含量

样品批号	取样量（g）	水分（%）	总大黄素含量（μg/g）	平均含量（μg/g）	RAD/RSD（%）
190105	1.0122	11.94	1985	1944	2.57
	1.0578		1925		
	1.0260		2003		
190108	1.0191	10.99	1863	2747	1.24
	1.0242		2713		
	1.0447		2781		
190112	1.0637	11.00	2394	2452	0.24
	1.0575		2509		

表2-37 何首乌药材致泻成分结合蒽醌含量

样品批号	取样量（g）	水分（%）	结合蒽醌含量（μg/g）	平均含量（μg/g）	RAD/RSD（%）
190105	1.0122	11.94	1487	1432	4.74
	1.0578		1418		
	1.0260		1480		
190108	1.0191	10.99	1341	2390	1.61
	1.0242		2351		
	1.0447		2428		
190112	1.0637	11.00	2331	2406	3.14
	1.0575		2482		

2. 生产厂家放大试验过程中浓缩液毒性成分的含量

浓缩液总大黄素含量见表2-38，结合蒽醌含量见表2-39。

表2-38 浓缩液中肝毒性成分总大黄素含量

样品批号	工艺	何首乌药材批号	取样量（g）	总大黄素含量（μg/g）	平均含量（μg/g）	RAD（%）
19030006		190105	5.2219	76.03	72.72	4.54
			5.3284	69.42		
19030007	与黑豆、黑枣分煎	190108	5.1394	69.39	69.20	0.27
			5.3725	69.02		
19030008		190112	4.9208	70.53	70.16	0.52
			5.1996	69.79		
19060019		190105	5.0714	97.21	97.65	0.46
			4.9215	98.10		
19060020	与黑豆、黑枣合煎	190108	5.0483	133.30	132.00	1.03
			5.1872	130.60		
19060021		190112	5.0161	93.68	93.76	0.09
			5.2443	93.84		

表2-39 浓缩液中致泻成分结合蒽醌含量

样品批号	工艺	何首乌药材批号	取样量（g）	结合蒽醌含量（μg/g）	平均含量（μg/g）	RAD（%）
19030006		190105	5.2219	69.04	65.72	5.05
			5.3284	62.40		
19030007	与黑豆、黑枣分煎	190108	5.1394	62.41	62.17	0.39
			5.3725	61.93		
19030008		190112	4.9208	63.15	62.58	0.91
			5.1996	62.01		
19060019		190105	5.0714	83.06	83.85	0.94
			4.9215	84.63		
19060020	与黑豆、黑枣合煎	190108	5.0483	116.70	114.50	1.90
			5.1872	112.30		
19060021		190112	5.0161	80.96	80.66	0.37
			5.2443	80.36		

3. 生产厂家放大试验过程中毒性成分从饮片到浓缩液的转移率

生产厂家放大试验过程中，毒性成分总大黄素、结合蒽醌从何首乌饮片到浓缩液的转移率见表2-40、表2-41。与黑豆、黑枣分煎工艺的毒性成分从饮片到浓缩液的转移率，略低于与黑豆、黑枣合煎工艺，但无显著性差异。

表 2-40 肝毒性成分总大黄素从何首乌饮片至浓缩液的转移率

饮片批号	饮片含量(μg/g)	饮片重量(g)	水分(%)	饮片中含量(mg)	浓缩液批号	浓缩液含量(μg/g)	浓缩液总重量(g)	浓缩液中含量(mg)	转移率(%)	工艺
190105	1944		11.94	171200	19030006	72.72	481100	34990	20.44	与黑豆、黑枣分煎
190108	2747	100000	10.99	244500	19040007	69.20	443700	30700	12.56	
190112	2452		11.00	218200	19040008	70.16	487900	34230	15.69	
190105	1944		11.94	119800	19060019	97.65	376800	36790	30.71	与黑豆、黑枣合煎
190108	2747	70000	10.99	171200	19060020	132.00	293800	38780	22.65	
190112	2452		11.00	152800	19060021	93.76	339300	31810	20.82	

表 2-41 致泻成分结合蒽醌从何首乌饮片至浓缩液的转移率

饮片批号	饮片含量(μg/g)	饮片重量(g)	水分(%)	饮片中含量(mg)	浓缩液批号	浓缩液含量(μg/g)	浓缩液总重量(g)	浓缩液中含量(mg)	转移率(%)	工艺
190105	1432		11.94	126100	19030006	65.72	481100	31620	25.08	与黑豆、黑枣分煎
190108	2390	100000	10.99	212700	19040007	62.17	443700	27580	12.97	
190112	2406		11.00	214100	1904008	62.58	487900	30530	14.26	
190105	1432		11.94	88270	19060019	83.85	376800	31590	35.79	与黑豆、黑枣合煎
190108	2390	70000	10.99	148900	19060020	114.50	293800	33640	22.59	
190112	2406		11.00	149900	19060021	80.66	339300	27370	18.26	

（二）从饮片到干膏粉的化学物质传递

1. 生产厂家放大试验过程中干膏粉毒性成分的含量

干膏粉总大黄素含量见表2-42，结合蒽醌含量见表2-43。

表2-42　干膏粉中肝毒性成分总大黄素含量

样品名称	工艺	何首乌药材批号	取样量（g）	含量（μg/g）	平均含量（μg/g）	RAD（%）
19030006		190105	2.5733	106.50	106.20	0.33
			2.5031	105.80		
19030007	与黑豆、黑枣分煎	190108	2.5934	101.90	103.60	1.64
			2.4823	105.30		
19030008		190112	2.5446	87.30	87.29	0.01
			2.5331	87.28		
19060019		190105	2.5049	148.20	148.80	0.37
			2.5069	149.30		
19060020	与黑豆、黑枣合煎	190108	2.4971	167.60	168.00	0.24
			2.4999	168.40		
19060021		190112	2.5468	125.60	125.30	0.24
			2.5214	125.00		

表2-43　干膏粉中致泻成分结合蒽醌含量

样品名称	工艺	何首乌药材批号	取样量 W（g）	含量（μg/g）	平均含量（μg/g）	RAD（%）
19030006		190105	2.5082	93.18	92.54	0.69
			2.4904	91.91		
19030007	与黑豆、黑枣分煎	190108	2.5934	92.89	94.44	1.65
			2.4823	96.00		
19030008		190112	2.5446	65.96	66.17	0.32
			2.5331	66.38		
19060019		190105	2.5049	120.90	121.50	0.49
			2.5069	122.10		
19060020	与黑豆、黑枣合煎	190108	2.4971	132.00	132.20	0.15
			2.4999	132.40		
19060021		190112	2.5468	100.10	100.10	0.00
			2.5214	100.10		

2. 生产厂家放大试验过程中毒性成分从饮片到干膏粉的转移率

生产厂家放大试验过程中，毒性成分总大黄素，结合蒽醌从饮片到干膏粉的转移率见表2-44、表2-45。

表2-44 肝毒性成分总大黄素从饮片到干膏粉的转移率

饮片批号	饮片含量(μg/g)	饮片重量(g)	水分(%)	饮片中含量(mg)	干膏粉批号	干膏粉含量(μg/g)	干膏粉总重量(g)	干膏粉中含量(mg)	转移率(%)	工艺
190105	1944	100000	11.94	171200	19030006	106.20	269500	28620	16.72	与黑豆、黑枣分煎
190108	2747		10.99	244500	19030007	103.60	250500	25950	10.61	
190112	2452		11.00	218200	19030008	87.29	268800	23460	10.75	
190105	1944	70000	11.94	119800	19060019	148.80	194600	28960	24.17	与黑豆、黑枣合煎
190108	2747		10.99	171200	19060020	168.80	173100	29220	17.07	
190112	2452		11.00	152800	19060021	125.30	200300	25100	16.43	

表2-45 致泻成分结合蒽醌从饮片到干膏粉的转移率

饮片批号	饮片含量(μg/g)	饮片重量(g)	水分(%)	饮片中含量(mg)	干膏粉批号	干膏粉含量(μg/g)	干膏粉总重量(g)	干膏粉中含量(mg)	转移率(%)	工艺
190105	1432	100000	11.94	126100	19030006	92.54	269500	24940	19.78	与黑豆、黑枣分煎
190108	2390		10.99	212700	19040007	94.44	250500	23660	11.12	
190112	2406		11.00	214100	19040008	66.17	268800	17790	8.31	
190105	1432	70000	11.94	88270	19060019	121.50	194600	23640	26.78	与黑豆、黑枣合煎
190108	2390		10.99	148900	19060020	132.20	173100	22880	15.37	
190112	2406		11.00	149900	19060021	100.10	200300	20050	13.38	

（三）从饮片到制粒颗粒的化学物质传递

1. 生产厂家放大试验过程中制粒颗粒毒性成分的含量

生产厂家放大试验过程中，制粒颗粒中总大黄素含量见表2-46，结合蒽醌含量见表2-47。

表2-46　制粒颗粒中肝毒性成分总大黄素含量

样品批号	工艺	何首乌药材批号	取样量（g）	含量（μg/g）	平均含量（μg/g）	RAD（%）
1908004		190105	5.0874	69.57	69.56	0.02
			5.0267	69.54		
1908005	与黑豆、黑枣分煎	190108	5.0014	61.95	62.86	1.46
			5.0925	63.78		
1908006		190112	5.0195	57.20	58.89	2.87
			5.0739	60.58		
1908001		190105	5.0619	98.98	99.30	0.32
			5.0596	99.61		
1908002	与黑豆、黑枣合煎	190108	5.0758	107.00	107.40	0.33
			5.0004	107.70		
1908003		190112	5.0802	89.47	87.77	1.94
			5.0684	86.07		

表2-47　制粒颗粒中致泻成分结合蒽醌含量

样品名称	工艺	何首乌药材批号	取样量（g）	含量（μg/g）	平均含量（μg/g）	RAD（%）
1908004		190105	5.0874	62.37	61.99	0.61
			5.0267	61.61		
1908005	与黑豆、黑枣分煎	190108	5.0014	56.31	57.22	1.60
			5.0925	58.14		
1908006		190112	5.0195	46.69	48.74	4.22
			5.0739	50.80		
1908001		190105	5.0619	81.88	82.46	0.70
			5.0596	83.03		
1908002	与黑豆、黑枣合煎	190108	5.0758	89.30	89.78	0.54
			5.0004	90.27		
1908003		190112	5.0802	74.56	72.70	2.55
			5.0684	70.85		

2. 生产厂家放大试验过程中毒性成分从饮片到制粒颗粒的转移率

生产厂家放大试验过程中，毒性成分总大黄素，结合蒽醌从饮片到制粒颗粒的转移率见表2-48、表2-49。

表2-48 肝毒性成分总大黄素从饮片到制粒颗粒的转移率

饮片批号	饮片含量(μg/g)	饮片重量(g)	水分(%)	饮片中含量(mg)	颗粒批号	颗粒含量(μg/g)	颗粒重量(g)	素片总含量(mg)	转移率(%)	工艺
190105	1944		11.94	171200	1908004	69.56	378100	26300	15.36	与黑豆、黑枣分煎
190108	2747	100000	10.99	244500	1908005	62.86	373800	23500	9.61	
190112	2452		11.00	218200	1908006	58.89	381200	22450	10.29	
190105	1944		11.94	119800	1908001	99.30	265100	26320	21.97	与黑豆、黑枣合煎
190108	2747	70000	10.99	171200	1908002	107.40	271200	29130	17.02	
190112	2452		11.00	152800	1908003	87.77	266900	23430	15.33	

表2-49 致泻成分结合蒽醌从饮片到制粒颗粒的转移率

饮片批号	饮片含量(μg/g)	饮片重量(g)	水分(%)	饮片中含量(mg)	颗粒批号	颗粒含量(μg/g)	颗粒重量(g)	素片总含量(mg)	转移率(%)	工艺
190105	1432		11.94	126100	1908004	61.99	378100	23440	18.59	与黑豆、黑枣分煎
190108	2390	100000	10.99	212700	1908005	57.22	373800	21390	10.07	
190112	2406		11.00	214100	1908006	48.74	381200	18580	8.68	
190105	1432		11.94	88270	1908001	82.46	265100	21860	24.76	与黑豆、黑枣合煎
190108	2390	70000	10.99	148900	1908002	89.78	271200	24350	16.35	
190112	2406		11.00	149900	1908003	72.70	266900	19400	12.94	

（四）从制粒颗粒到素片的化学物质传递

1. 生产厂家放大试验过程中生发片素片毒性成分的含量

素片总大黄素含量见表2-50，结合蒽醌含量见表2-51。

表2-50 素片中肝毒性成分总大黄素含量

样品批号	工艺	何首乌药材批号	取样量（g）	含量（μg/片）	平均含量（μg/片）	RAD（%）
1908004		190105	5.0956	26.70	25.92	3.03
			5.0169	25.13		
1908006	与黑豆、黑枣分煎	190108	5.0295	25.96	25.72	0.91
			5.0827	25.49		
1908006		190112	5.0538	24.02	23.68	1.44
			5.0833	23.34		
1908001		190105	5.0429	41.23	41.12	0.26
			5.1908	41.02		
1908002	与黑豆、黑枣合煎	190108	5.0825	43.13	41.48	3.99
			5.0572	39.82		
1908003		190112	5.0272	33.42	33.32	0.29
			5.0332	33.23		

表2-51 素片中致泻成分结合蒽醌含量

样品名称	工艺	何首乌药材批号	取样量（g）	含量（μg/片）	平均含量（μg/g）	RAD（%）
1908004		190105	5.0956	23.39	22.75	2.79
			5.0169	22.12		
1908006	与黑豆、黑枣分煎	190108	5.0295	23.27	23.01	1.13
			5.0827	22.75		
1908006		190112	5.0538	19.27	19.04	1.21
			5.0833	18.81		
1908001		190105	5.0429	34.64	34.51	0.38
			5.1908	34.38		
1908002	与黑豆、黑枣合煎	190108	5.0825	36.42	34.82	4.60
			5.0572	33.22		
1908003		190112	5.0272	26.79	26.68	0.39
			5.0332	26.58		

2. 生产厂家放大试验过程中毒性成分从饮片到到素片的转移率

生产厂家放大试验过程中，毒性成分总大黄素、结合蒽醌从饮片到素片的转移率见表2-52、表2-53。

表2-52 肝毒性成分总大黄素从饮片到素片的转移率

饮片批号	饮片含量(μg/g)	饮片重量(g)	水分(%)	饮片中含量(mg)	素片批号	素片含量(μg/片)	素片数量(片)	素片总含量(mg)	转移率(%)	工艺
190105	1944	100000	11.94	171200	1908004	25.92	1000000	25920	15.14	与黑豆、黑枣分煎
190108	2747		10.99	244500	1908005	25.72	1000000	25720	10.52	
190112	2452		11.00	218200	1908006	23.68	1000000	23680	10.85	
190105	1944	70000	11.94	119800	1908001	41.12	700000	28780	24.02	与黑豆、黑枣合煎
190108	2747		10.99	171200	1908002	41.48	700000	29040	16.96	
190112	2452		11.00	152800	1908003	33.32	700000	23320	15.26	

表2-53 致泻成分结合蒽醌从饮片到素片的转移率

饮片批号	饮片含量(μg/g)	饮片重量(g)	水分(%)	饮片中含量(mg)	素片批号	素片含量(μg/片)	素片数量(片)	素片总含量(mg)	转移率(%)	工艺
190105	1432	100000	11.94	126100	1908004	22.75	1000000	22750	18.04	与黑豆、黑枣分煎
190108	2390		10.99	212700	1908005	23.01	1000000	23010	10.82	
190112	2406		11.00	214100	1908006	19.04	1000000	19040	8.98	
190105	1432	70000	11.94	88270	1908001	34.51	700000	24160	27.37	与黑豆、黑枣合煎
190108	2390		10.99	148900	1908002	34.82	700000	24370	16.37	
190112	2406		11.00	149900	1908003	26.68	700000	18680	12.46	

（五）从饮片到成品的化学物质传递

1. 生产厂家放大试验过程中生发片成品毒性成分含量

生发片成品中毒性成分总大黄素含量见表 2-54，结合蒽醌含量见表 2-55。

表 2-54　肝毒性成分总大黄素从饮片到成品的转移率

饮片批号	饮片含量 (μg/g)	饮片重量 (g)	水分 (%)	饮片中含量 (mg)	成品批号	成品含量 (μg/片)	成品数量 (片)	成品总含量 (mg)	转移率 (%)	工艺
190105	1944	100000	11.94	171200	1908004	24.91	1000000	24910	14.55	与黑豆、黑枣分煎
190108	2747		10.99	244500	1908005	22.66	1000000	22660	9.27	
190112	2452		11.00	218200	1908006	21.52	1000000	21520	9.86	
190105	1944	70000	11.94	119800	1908001	39.40	700000	27580	23.02	与黑豆、黑枣合煎
190108	2747		10.99	171200	1908002	41.91	700000	29340	17.14	
190112	2452		11.00	152800	1908003	33.44	700000	23410	15.32	

表 2-55　致泻成分结合蒽醌从饮片到成品的转移率

饮片批号	饮片含量 (μg/g)	饮片重量 (g)	水分 (%)	饮片中含量 (mg)	成品批号	成品含量 (μg/片)	成品数量 (片)	成品总含量 (mg)	转移率 (%)	工艺
190105	1432	100000	11.94	126100	1908004	20.24	1000000	20240	16.05	与黑豆、黑枣分煎
190108	2390		10.99	212700	1908005	18.69	1000000	18690	8.79	
190112	2406		11.00	214100	1908006	16.49	1000000	16490	7.70	
190105	1432	70000	11.94	88270	1908001	32.70	700000	22890	25.93	与黑豆、黑枣合煎
190108	2390		10.99	148900	1908002	34.79	700000	24350	16.35	
190112	2406		11.00	149900	1908003	27.02	700000	18910	12.62	

2. 生产厂家放大试验过程中毒性成分从饮片到成品的转移率

转移率分别见表 2 - 54、表 2 - 55。

3. 生产过程中饮片 - 中间体 - 成品的化学物质传递

生产厂家放大试验过程中,从药材到浓缩液、干膏粉、制粒颗粒、素片、成品各步骤,肝毒性成分总大黄素和致泻成分结合蒽醌的转移率汇总见表 2 - 56、表 2 - 57。结果表明,何首乌与黑豆、黑枣分煎或合煎,总大黄素、结合蒽醌从饮片到浓缩液的转移率无显著差异。不同煎煮工艺的 6 批样品,总大黄素、结合蒽醌从饮片至干膏粉、制粒颗粒、素片、成分的转移率同样也无显著性差异,说明生发片各生产过程工艺稳定。

饮片至浓缩液毒性成分转移率低于 35%,该过程为高温水提、高温浓缩,因蒽醌类成分水溶性低,高温易分解,故转移率低;饮片至干膏粉毒性成分转移率均低于饮片至浓缩液,此步骤经过高温干燥,蒽醌类成分部分分解,蒽醌类含量减少,因此转移率略低。说明高温水煎煮可显著降低毒性成分,高温浓缩生产过程在一定程度上可减少毒性成分;生发片煎煮至浓缩生产过程可提高其安全性。

表 2 - 56 肝毒性成分总大黄素从药材 - 中间体 - 成品的转移率汇总（%）

饮片批号	浓缩液	干膏粉	制粒颗粒	素片	成品	工艺
190105	20.44	16.72	15.36	15.14	14.55	
190108	12.56	10.61	9.61	10.52	9.27	
190112	15.69	10.75	10.29	10.85	9.86	与黑豆、黑枣分煎
均值	16.23	12.69	11.75	12.17	11.23	
RSD	24.45	27.49	26.74	21.18	25.76	
190105	30.71	24.17	21.97	24.02	23.02	
190108	22.65	17.07	17.02	16.96	17.14	
190112	20.82	16.43	15.33	15.26	15.32	与黑豆、黑枣合煎
均值	24.73	19.22	18.11	18.75	18.49	
RSD	21.28	22.35	19.05	24.77	21.77	

表 2-57 致泻成分结合蒽醌从药材-中间体-成品的转移率汇总 （%）

饮片批号	浓缩液	干膏粉	颗粒	素片	成品	工艺
190105	25. 08	19. 78	18. 59	18. 04	16. 05	
190108	12. 97	11. 12	10. 07	10. 82	8. 79	
190112	14. 26	8. 31	8. 68	8. 98	7. 70	与黑豆、黑枣分煎
均值	17. 44	13. 07	12. 45	12. 61	10. 85	
RSD	38. 13	45. 74	43. 10	37. 98	41. 83	
190105	35. 79	26. 78	24. 76	27. 37	25. 93	
190108	22. 59	15. 37	16. 35	16. 37	16. 35	
190112	18. 26	13. 38	12. 94	12. 46	12. 62	与黑豆、黑枣合煎
均值	25. 55	18. 51	18. 02	18. 73	18. 30	
RSD	35. 75	39. 06	33. 76	41. 27	37. 52	

第四节 本 章 总 结

　　本章采用 HPLC 法建立了生发片游离型蒽醌和总蒽醌的定量测定方法，并进行了方法学考察。完成了 16 批生发毒性成分的定量测定，结果 16 批生发片毒性成分含量远在含量上限以下，这为生发片的安全性提供了佐证。

　　通过实验室小试、生产厂家放大试验，考察了何首乌药材与黑豆、黑枣分煎、合煎对生发片毒性成分的影响。实验室小试结果显示，何首乌药材与黑豆、黑枣分煎的毒性成分转移率略高于何首乌药材与黑豆、黑枣合煎，但转移率无显著性差异；生产厂家放大试验结果显示，何首乌药材与黑豆、黑枣分煎的毒性成分转移率略低于何首乌药材与黑豆、黑枣合煎，也无显著性差异。由于生发片毒性成分含量远低于含量上限，我们认为何首乌药材与黑豆、黑枣分煎或合煎，对生发片毒性成分的影响无显著性差异。

　　我们研究了生产过程中生发片毒性成分从何首乌饮片到浓缩液、干膏粉、制粒颗粒、素片、成品的转移率，各环节毒性成分的转移率批间差异不显著；说明生发片的工艺稳定性好，为证明生发片的安全性提供了科学依据。

参考文献

[1] 赵新妹，李晓宇，孙蓉，等. 何首乌不同炮制品醇提物对小鼠急性毒性实验比较研究 [J]. 中国药物警戒，2017，14 (10)：603 – 606.

[2] 涂灿，蒋冰倩，赵艳玲，等. 何首乌炮制前后对大鼠肝脏的损伤比较及敏感指标筛选 [J]. 中国中药杂志，2015，40 (4)：654 – 660.

[3] 向道春，周庆，刘珏，等. 川黄口服液并用何首乌粉致药物性肝损伤 1 例 [J]. 中国药师，2018，21 (12)：2185 – 2186.

[4] 张超，张瑞晨，孙震晓. 何首乌生品与炮制品对大鼠肝脏的毒理学研究 [J]. 中药材，2013，36 (9)：1416 – 1419.

[5] 胡雯婧. 何首乌对肝脏毒性的作用 [D]. 咸宁：湖北科技学院，2017：50.

[6] 段小芳，段思明，李贺芝，等. 何首乌不同提取物致大鼠肝损伤的血清生物标志物研究 [J]. 河北中医药学报，2018，33 (4)：44 – 48.

[7] 孙向红，孙玉维，李红，等. 何首乌主要成分大黄素、大黄酸和二苯乙烯苷对肝细胞、肝癌细胞的影响 [J]. 现代中西医结合杂志，2010，19 (11)：1315 – 1317.

[8] 杨磊，张曼华，陈文明，等. 基于经典与现代炮制方法对何首乌主要化学成分变化规律研究 [J]. 中华中医药杂志，2018，33 (2)：770 – 772.

[9] 陈庆堂，卓丽红，徐文，等. 何首乌炮制过程中 5 种化学成分的含量变化 [J]. 中国实验方剂学杂志，2012，18 (5)：66 – 71.

[10] 贾歌，刘畅，庞晶瑶，等. 何首乌及其成分对人正常肝细胞凋亡的影响 [J]. 中国中医药信息杂志，2015，22 (11)：46 – 49.

[11] 王子建，李浩，李登科，等. 何首乌水提物及其主要成分对人肝细胞 L02 中 CYP1A2、CYP2C9 和 CYP2E1 mRNA 表达的影响 [J]. 中草药，2017，48 (23)：4912 – 4920.

[12] 林龙飞. 何首乌致肝损伤成分及作用机制研究 [D]. 北京：北京中医药大学，2016：175 – 176.

[13] JIANG L L, ZHAO D S, FAN Y X, et al. Detection of emodin derived glutathione adduct in normal rats administered with large dosage of polygoni multiflori radix [J]. Frontiers in pharmacology, 2017, 8：446.

[14] 黄伟，张亚囡，孙蓉. 何首乌不同组分对小鼠急性毒性试验比较研究 [J]. 中国药物警戒，2010，7 (12)：705 – 707.

[15] 张琳. 口服结肠定位给药系统致大黄蒽醌发挥泻下作用时减毒的机制研究 [D]. 承德：承德医学院，2016：73.

[16] 赵紫伟，李珊珊，顾雯，等. 不同炮制时间制首乌致泻作用量 – 时 – 效相关性变化及其药理数学模型化研究 [J]. 四川中医，2012，30 (6)：51 – 55.

［17］刘振丽. 何首乌炮制过程中结合型蒽醌含量与泻下作用变化的相关性分析［C］//现代化中药制剂发展与中药药理学研究交流会（西宁），2009.

［18］赵荣华，赵声兰，毛晓健，等. 何首乌蒸制后结合型蒽醌含量与泻下作用相关性研究［J］. 时珍国医国药，2008，19（11）：2654 - 2655.

［19］陈小青，虞维娜，马中春，等. 泽泻、葛根等6 种中药提取物的急性毒性效应观察［J］. 浙江中医杂志，2011，46（11）：848 - 849.

［20］何丽君，陈豪，郑婉玉，等. 复方泽泻滴丸的急性毒性试验［J］. 中医临床研究，2013，5（24）：40 - 41.

［21］汪春飞，马良，侯雪峰，等. 泽泻醇提物对大鼠肾毒性及其分子机制的探究实验［J］. 中国中药杂志，2016，41（18）：3432 - 3438.

［22］陈光晖，刘玉玲，李平，等. 泽泻汤加味方长期毒性实验研究［J］. 中国实验方剂学杂志，2015，21（20）：145 - 149.

［23］乐智勇，宋成武，姜淋洁，等. 泽泻水提物对不同性别小鼠肾脏的慢性毒性研究［J］. 湖北中医杂志，2012，34（7）：22 - 23.

［24］赵筱萍，陆琳，张玉峰，等. 泽泻中肾毒性成分的辨析研究［J］. 中国中药杂志，2011，36（6）：758 - 761.

［25］闵晓春，韩宗儒，张晓雨，等. 大黄素对大鼠肝脏毒性的实验研究［J］. 检验医学与临床，2015，12（11）：1522 - 1524.

［26］苏子仁，周华，刘中秋，等. 大黄在提取精制工艺中的化学成分变化研究（Ⅰ）大黄素的湿热降解机理探讨［J］. 药物分析杂志，1998，18（2）：84 - 86.

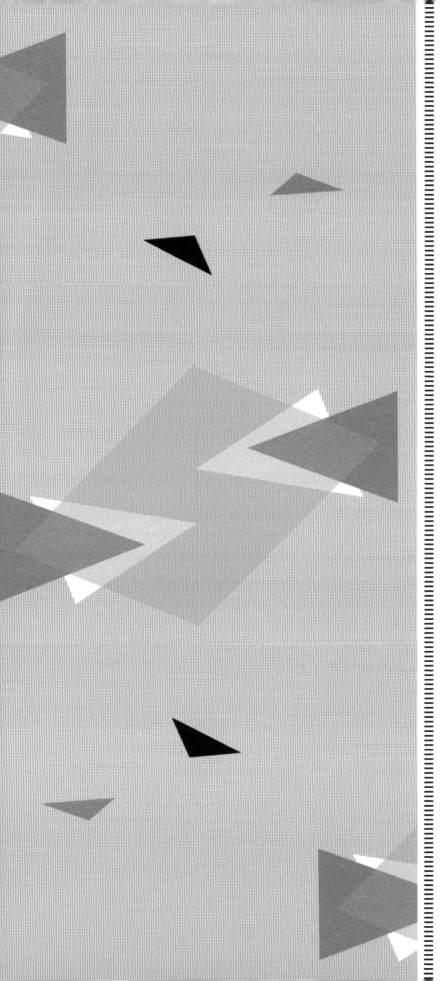

第二章　生发片主要指标成分在生产过程中的传递规律研究

第一节　引　言

生发片的注册工艺中，何首乌与黑豆、黑枣分开煎煮。为了优化工艺，生产厂家尝试将何首乌与黑豆、黑枣合并煎煮，本章主要考察合煎与分煎的差别。

本章的研究思路如下：参照 2015 年版《中华人民共和国药典》（四部）通则9101 药品质量标准分析方法验证指导原则、2015 年版《中华人民共和国药典》（四部）通则 0512 高效液相色谱法，测定两种不同工艺（合煎与分煎）的投料药材、浸膏、干膏粉、颗粒、素片、成品主要指标成分的含量，计算其转移率，探讨不同工艺对指标成分的影响，从而判断哪一种工艺较优。

第二节　生发片主要有效成分在生产过程中的传递

本节对生发片投料药材、浸膏、干膏粉、颗粒、素片、成品中主要指标成分的含量进行定量分析；在此基础上，研究这些成分在生产过程中从投料药材到成品的转移率，摸索其传递规律；为生产过程质量控制提供实验依据。

【实验材料】

（一）仪器

十万分之一电子分析天平（MS105DU，瑞士 Mettler Toledo 公司）；万分分之一电子分析天平（ME204，瑞士 Mettler Toledo 公司）；超纯水器（Arium Mini，德国 Sartorius 公司）；数控超声波清洗器（KQ500DE，昆山市超声仪器有限公司）；Agilent1260 高效液相色谱仪（Agilent 公司，G1311B 单四元泵、G1329B 自动进样器、G1316A 柱温箱、G1315D 检测器、OPENLAB CDS ChemStation Edition 数据处理软件）；色谱柱：Welch Ultimate XB-C$_{18}$（4.6 mm × 250 mm，5 μm，S. N. 211604931）。

（二）试药

实验溶剂：甲醇（广州化学试剂厂，20180801，分析纯）。

液相色谱所用试剂：甲醇（Honeywell，Q8AG1H，色谱级）、磷酸（阿拉丁，G1614094，色谱级）。

（三）对照品

对照品见表3-1。

表3-1 对照品列表

对照品名称	来源	批号	纯度
2，3，5，4′-四羟基二苯乙烯-2-O-β-D-葡萄糖苷	中国食品药品检定研究院	110844-201713	93.6%
特女贞苷	中国食品药品检定研究院	111926-201605	93.3%
大豆苷	中国食品药品检定研究院	111738-201603	93.3%

（四）样品

见表3-2、表3-3，所有药材、中间体、生发片均由广西南宁百会药业集团有限公司提供或生产。

表3-2 分煎工艺（工艺1）的生发片及对应原料药材、中间体批号

编号	何首乌药材	女贞子药材	黑豆药材	浸膏	干膏粉	颗粒	素片	生发片
1	190105	190105	190105	19030006	19030006	1908004	1908004	1908004
2	190108	190108	190108	19040007	19040007	1908005	1908005	1908005
3	190112	190112	190112	19040008	19040008	1908006	1908006	1908006

表3-3 合煎工艺（工艺2）的生发片及对应原料药材、中间体批号

编号	何首乌药材	女贞子药材	黑豆药材	浸膏	干膏粉	颗粒	素片	生发片
1	190105	190105	190105	19060019	19060019	1908001	1908001	1908001
2	190108	190108	190108	19060020	19060020	1908002	1908002	1908002
3	190112	190112	190112	19060021	19060021	1908003	1908003	1908003

【实验方法】

（一）溶液的制备

1. 对照品溶液的制备

分别精密称取二苯乙烯苷、大豆苷、特女贞苷适量，置于同一容量瓶中，加甲醇制成每 1 mL 含二苯乙烯苷 35 μg、大豆苷 10 μg、特女贞苷 85 μg 的混合对照品溶液。

2. 成品供试品溶液的制备

取生发片 20 片，去糖衣，研细，取约 0.5 g，精密称定，置具塞锥形瓶中，精密加入甲醇 10 mL，称定重量，超声处理（功率 300 W，频率 40 kHz）30 min，放冷，再称定重量，用甲醇补足减失的重量，摇匀，滤过，取续滤液，即得。

3. 药材供试品溶液的制备

分别取何首乌、女贞子、黑豆药材研细，取 0.125 g，精密称定，置具塞锥形瓶中，精密加入甲醇 50 mL，称定重量，超声处理（功率 300 W，频率 40 kHz）30 min，放冷，再称定重量，用甲醇补足减失的重量，摇匀，滤过，取续滤液，即得。

4. 浸膏供试品溶液的制备

取浸膏约 0.25 g，精密称定，置具塞锥形瓶中，精密加入甲醇 10 mL，称定重量，超声处理（功率 300 W，频率 40 kHz）30 min，放冷，再称定重量，用甲醇补足减失的重量，摇匀，滤过，取续滤液，即得。

5. 干膏粉供试品溶液的制备

取干膏粉约 0.25 g，精密称定，置具塞锥形瓶中，精密加入甲醇 10 mL，称定重量，超声处理（功率 300 W，频率 40 kHz）30 min，放冷，再称定重量，用甲醇补足减失的重量，摇匀，滤过，取续滤液，即得。

6. 颗粒供试品溶液的制备

取颗粒适量，研细，取约 0.50 g 精密称定，置具塞锥形瓶中，精密加入甲醇 10 mL，称定重量，超声处理（功率 300 W，频率 40 kHz）30 min，放冷，再称定重量，用甲醇补足减失的重量，摇匀，滤过，取续滤液，即得。

7. 素片供试品溶液的制备

取素片 20 片，研细，取约 0.50 g，精密称定，置具塞锥形瓶中，精密加入甲醇 10 mL, 称定重量, 超声处理 (功率 300 W, 频率 40 kHz) 30 min, 放冷, 再称定重量, 用甲醇补足减失的重量, 摇匀, 滤过, 取续滤液, 即得。

(二) 测定法

色谱柱: Welch Ultimate XB-C$_{18}$ (4.6 mm × 250 mm, 5 μm), 柱温: 25 ℃, 流动相: 甲醇(A)—0.1% 磷酸(B), 梯度洗脱程序见表 3-4。流速: 1 mL/min; 进样量: 10 μL; 柱温: 25 ℃; 波长: 250 nm (大豆苷)、320 nm (二苯乙烯苷)、227 nm (特女贞苷)。

表 3-4 流动相洗脱梯度

时间 (min)	流动相 A (%)	流动相 B (%)
0~105	5→60	95→40

【实验结果】

(一) 物质传递特征图谱相关性研究

取浸膏、干膏粉、颗粒、素片及供试品测定指纹图谱, 用上述色谱条件进行物质传递指纹图谱相关性研究, 结果见表 3-5 至表 3-10、图 3-1 至图 3-6。结果表明, 生发片浸膏、干膏粉、颗粒、素片及成品色谱图的相应位置上均有相同的色谱峰, 供试品指纹图谱与对照指纹图谱的相似度均大于 0.90, 生发片浸膏、干膏粉、颗粒、素片及成品之间相关性良好。

通过生发片浸膏、干膏粉、颗粒、素片及成品指纹图谱的比对, 两种工艺制备的浸膏、干膏粉、颗粒、素片及成品具有良好的物质传递相关性, 分煎和合煎制备工艺均具合理性。

表 3-5 生发片 (1908001) 相关性指纹图谱相似度评价结果

相似度	浸膏 (S1)	干膏粉 (S2)	颗粒 (S3)	素片 (S4)	成品 (S5)	对照指纹图谱 (R)
浸膏 (S1)	1.000	0.906	0.960	0.913	0.912	0.949
干膏粉 (S2)	0.906	1.000	0.982	1.000	0.999	0.993
颗粒 (S3)	0.960	0.982	1.000	0.986	0.985	0.997
素片 (S4)	0.913	1.000	0.986	1.000	0.999	0.995
成品 (S5)	0.912	0.999	0.985	0.999	1.000	0.995
对照指纹图谱 (R)	0.949	0.993	0.997	0.995	0.995	1.000

表3-6　生发片（1908002）相关性指纹图谱相似度评价结果

相似度	浸膏（S1）	干膏粉（S2）	颗粒（S3）	素片（S4）	成品（S5）	对照指纹图谱（R）
浸膏（S1）	1.000	0.985	0.901	0.920	0.928	0.954
干膏粉（S2）	0.985	1.000	0.954	0.972	0.977	0.990
颗粒（S3）	0.901	0.954	1.000	0.981	0.981	0.982
素片（S4）	0.920	0.972	0.981	1.000	1.000	0.994
成品（S5）	0.928	0.977	0.981	1.000	1.000	0.996
对照指纹图谱（R）	0.954	0.990	0.982	0.994	0.996	1.000

表3-7　生发片（1908003）相关性指纹图谱相似度评价结果

相似度	浸膏（S1）	干膏粉（S2）	颗粒（S3）	素片（S4）	成品（S5）	对照指纹图谱（R）
浸膏（S1）	1.000	0.987	0.980	0.907	0.902	0.968
干膏粉（S2）	0.987	1.000	0.999	0.960	0.956	0.995
颗粒（S3）	0.980	0.999	1.000	0.971	0.968	0.998
素片（S4）	0.907	0.960	0.971	1.000	1.000	0.984
成品（S5）	0.902	0.956	0.968	1.000	1.000	0.981
对照指纹图谱（R）	0.968	0.995	0.998	0.984	0.981	1.000

表3-8　生发片（1908004）相关性指纹图谱相似度评价结果

相似度	浸膏（S1）	干膏粉（S2）	颗粒（S3）	素片（S4）	成品（S5）	对照指纹图谱（R）
浸膏（S1）	1.000	0.923	0.779	0.784	0.914	0.900
干膏粉（S2）	0.923	1.000	0.954	0.956	0.998	0.997
颗粒（S3）	0.779	0.954	1.000	1.000	0.962	0.973
素片（S4）	0.784	0.956	1.000	1.000	0.964	0.975
成品（S5）	0.914	0.998	0.962	0.964	1.000	0.998
对照指纹图谱（R）	0.900	0.997	0.973	0.975	0.998	1.000

表3-9 生发片（1908005）相关性指纹图谱相似度评价结果

相似度	浸膏 （S1）	干膏粉 （S2）	颗粒 （S3）	素片 （S4）	成品 （S5）	对照指纹图谱 （R）
浸膏（S1）	1.000	0.974	0.959	0.951	0.956	0.973
干膏粉（S2）	0.974	1.000	0.993	0.993	0.993	0.999
颗粒（S3）	0.959	0.993	1.000	0.984	0.984	0.994
素片（S4）	0.951	0.993	0.984	1.000	1.000	0.994
成品（S5）	0.956	0.993	0.984	1.000	1.000	0.995
对照指纹图谱（R）	0.973	0.999	0.994	0.994	0.995	1.000

表3-10 生发片（1908006）相关性指纹图谱相似度评价结果

相似度	浸膏 （S1）	干膏粉 （S2）	颗粒 （S3）	素片 （S4）	成品 （S5）	对照指纹图谱 （R）
浸膏（S1）	1.000	0.822	0.875	0.879	0.890	0.906
干膏粉（S2）	0.822	1.000	0.980	0.982	0.975	0.980
颗粒（S3）	0.875	0.980	1.000	0.996	0.999	0.996
素片（S4）	0.879	0.982	0.996	1.000	0.996	0.996
成品（S5）	0.890	0.975	0.999	0.996	1.000	0.997
对照指纹图谱（R）	0.906	0.980	0.996	0.996	0.997	1.000

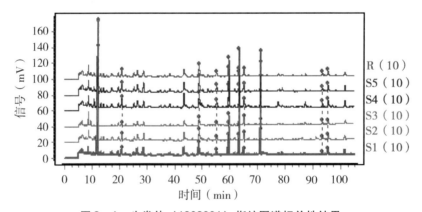

图3-1 生发片（1908001）指纹图谱相关性结果

S1：浸膏；S2：干浸膏；S3：颗粒；S4：素片；S5：成品；R：对照指纹图谱

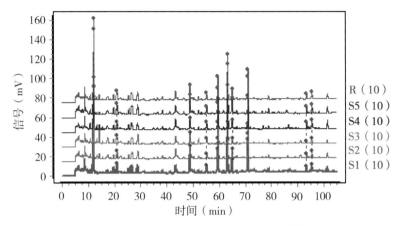

图3-2　生发片（1908002）指纹图谱相关性结果

S1：浸膏；S2：干浸膏；S3：颗粒；S4：素片；S5：成品；R：对照指纹图谱

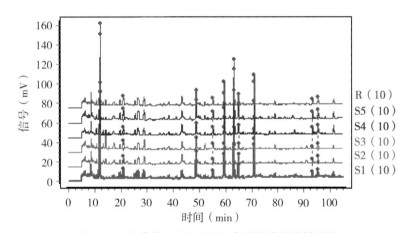

图3-3　生发片（1908003）指纹图谱相关性结果

S1：浸膏；S2：干浸膏；S3：颗粒；S4：素片；S5：成品；R：对照指纹图谱

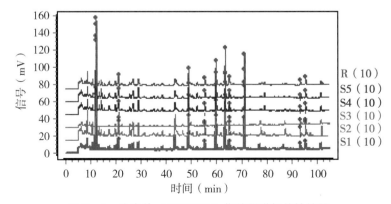

图3-4　生发片（1908004）指纹图谱相关性结果

S1：浸膏；S2：干浸膏；S3：颗粒；S4：素片；S5：成品；R：对照指纹图谱

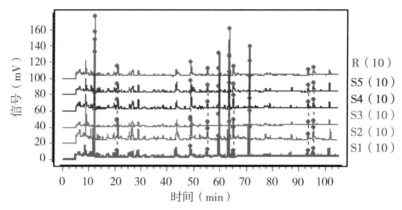

图3-5 生发片（1908005）指纹图谱相关性结果

S1：浸膏；S2：干浸膏；S3：颗粒；S4：素片；S5：成品；R：对照指纹图谱

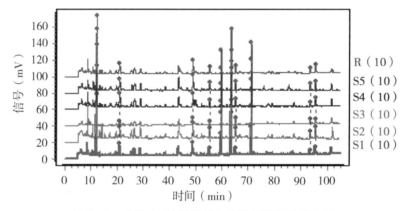

图3-6 生发片（1908006）指纹图谱相关性结果

S1：浸膏；S2：干浸膏；S3：颗粒；S4：素片；S5：成品；R：对照指纹图谱

（二）投料药材、中间体与成品的含量测定

1. 投料药材含量测定

取生产厂家提供的3批药材，按"药材供试品溶液的制备"项下方法制备，对照品按"对照品溶液的制备"项下方法制备，用上述色谱条件进行含量测定，计算3批何首乌中的二苯乙烯苷、女贞子的特女贞苷和黑豆的大豆苷的含量，结果见表3-11至表3-13。

表3-11　何首乌中二苯乙烯苷的含量测定结果

批号	称样量（g）	含量（mg/g）	平均含量（mg/g）	RAD（%）
190105	0.1278	9.460	9.263	2.13
	0.1255	9.065		
190108	0.1262	8.374	8.146	2.81
	0.1212	7.917		
190112	0.1274	9.8642	10.124	2.57
	0.1245	10.384		

表3-12　女贞子中特女贞苷的含量测定结果

批号	称样量（g）	含量（mg/g）	平均含量（mg/g）	RAD（%）
190105	0.1252	11.78	11.69	0.72
	0.1282	11.61		
190108	0.1245	6.962	7.151	2.64
	0.1264	7.340		
190112	0.1239	18.31	18.22	0.49
	0.1261	18.13		

表3-13　黑豆中大豆苷的含量测定结果

批号	称样量（g）	含量（mg/g）	平均含量（mg/g）	RAD（%）
190105	0.1270	0.4028	0.4069	1.00
	0.1249	0.4109		
190108	0.1242	0.3669	0.3651	0.51
	0.1249	0.3632		
190112	0.1242	0.3298	0.3323	0.75
	0.1249	0.3348		

2. 浸膏含量测定

取生产厂家提供的6批浸膏，按"浸膏供试品溶液的制备"项下方法制备，对照品按"对照品溶液的制备"项下方法制备，用上述色谱条件进行含量测定，计算6批浸膏中的二苯乙烯苷、特女贞苷和大豆苷的含量，结果见表3-14至表3-16。

表 3 - 14　浸膏中二苯乙烯苷含量测定结果

批号	称样量（g）	含量（mg/g）	平均含量（mg/g）	RAD（%）
19030006	0.2601	0.9592	0.9451	1.50
	0.2606	0.9309		
19040007	0.2537	0.9460	0.9676	2.23
	0.2678	0.9891		
19040008	0.2672	1.025	1.031	0.57
	0.2382	1.037		
19060019	0.2587	0.9631	0.9827	1.99
	0.2599	1.002		
19060020	0.2448	1.514	1.483	2.07
	0.2418	1.452		
19060021	0.2472	1.219	1.211	0.72
	0.2474	1.202		

表 3 - 15　浸膏中特女贞苷含量测定结果

批号	称样量（g）	含量（mg/g）	平均含量（mg/g）	RAD（%）
19030006	0.2601	0.8698	0.8501	2.32
	0.2606	0.8304		
19040007	0.2537	0.8055	0.8111	0.68
	0.2678	0.8166		
19040008	0.2672	1.137	1.116	1.90
	0.2382	1.095		
19060019	0.2587	0.6940	0.7075	1.90
	0.2599	0.7209		
19060020	0.2448	0.9481	0.9369	1.20
	0.2418	0.9256		
19060021	0.2472	0.8514	0.8532	0.21
	0.2474	0.8549		

表3-16　浸膏中大豆苷含量测定结果

批号	称样量（g）	含量（mg/g）	平均含量（mg/g）	RAD（%）
19030006	0.2601	0.0674	0.0663	1.66
	0.2606	0.0652		
19040007	0.2537	0.0728	0.0738	1.29
	0.2678	0.0747		
19040008	0.2672	0.0911	0.0911	0.05
	0.2382	0.0910		
19060019	0.2587	0.0802	0.0821	2.25
	0.2599	0.0839		
19060020	0.2448	0.0882	0.0868	1.67
	0.2418	0.0853		
19060021	0.2472	0.0913	0.0910	0.33
	0.2474	0.0907		

3. 干膏粉含量测定

取生产厂家提供的6批干膏粉，按"干膏粉供试品溶液的制备"项下方法制备，对照品按"对照品溶液的制备"项下方法制备，用上述色谱条件进行含量测定，计算3批干膏粉中的二苯乙烯苷、特女贞苷和大豆苷的含量，结果见表3-17至表3-19。

表3-17　干膏粉中二苯乙烯苷含量测定结果

批号	称样量（g）	含量（mg/g）	平均含量（mg/g）	RAD（%）
19030006	0.2510	0.6006	0.5980	0.44
	0.2499	0.5953		
19040007	0.2690	1.4396	1.4370	0.18
	0.2616	1.4344		
19040008	0.2448	0.1246	0.1255	0.72
	0.2585	0.1264		
19060019	0.5108	1.282	1.302	1.56
	0.5067	1.322		
19060020	0.4945	0.6937	0.6863	1.08
	0.5084	0.6789		
19060021	0.5252	1.043	1.031	1.24
	0.5075	1.018		

表 3 - 18　干膏粉中特女贞苷含量测定结果

批号	称样量（g）	含量（mg/g）	平均含量（mg/g）	RAD（%）
19030006	0.2510	1.6044	1.5940	0.60
	0.2499	1.5854		
19040007	0.2690	1.7572	1.7543	0.15
	0.2616	1.7520		
19040008	0.2448	0.9023	0.9033	0.11
	0.2585	0.9043		
19060019	0.5108	1.620	1.635	0.93
	0.5067	1.650		
19060020	0.4945	1.737	1.762	1.44
	0.5084	1.788		
19060021	0.5252	1.777	1.766	0.65
	0.5075	1.755		

表 3 - 19　干膏粉中大豆苷含量测定结果

批号	称样量（g）	含量（mg/g）	平均含量（mg/g）	RAD（%）
19030006	0.2510	0.1308	0.1302	0.50
	0.2499	0.1295		
19040007	0.2690	0.1347	0.1342	0.37
	0.2616	0.1337		
19040008	0.2448	0.1316	0.1313	0.23
	0.2585	0.1310		
19060019	0.5108	0.1114	0.1128	1.24
	0.5067	0.1142		
19060020	0.4945	0.1094	0.1086	0.78
	0.5084	0.1077		
19060021	0.5252	0.1186	0.1176	0.85
	0.5075	0.1166		

4. 颗粒含量测定

取生产厂家提供的 6 批颗粒，按"颗粒供试品溶液的制备"项下方法制备，对照品按"对照品溶液的制备"项下方法制备，用上述色谱条件进行含量测定，计算

6批颗粒中的二苯乙烯苷、特女贞苷和大豆苷的含量，结果见表3-20至表3-22。

表3-20　颗粒中二苯乙烯苷含量测定结果

批号	称样量（g）	含量（mg/g）	平均含量（mg/g）	RAD（%）
1908001	0.5030	0.7022	0.7132	1.54
	0.5136	0.7242		
1908002	0.5025	0.6817	0.6917	1.44
	0.5001	0.7016		
1908003	0.5096	0.6535	0.6708	2.58
	0.5000	0.6881		
1908004	0.5100	0.4175	0.4143	0.77
	0.5053	0.4111		
1908005	0.5009	0.9084	0.9055	0.33
	0.5162	0.9025		
1908006	0.5005	0.2650	0.2648	0.09
	0.5132	0.2645		

表3-21　颗粒中特女贞苷含量测定结果

批号	称样量（g）	含量（mg/g）	平均含量（mg/g）	RAD（%）
1908001	0.5030	1.021	1.024	0.21
	0.5136	1.026		
1908002	0.5025	1.065	1.079	1.28
	0.5001	1.093		
1908003	0.5096	1.196	1.209	1.07
	0.5000	1.222		
1908004	0.5100	1.110	1.096	1.24
	0.5053	1.083		
1908005	0.5009	1.106	1.118	1.10
	0.5162	1.131		
1908006	0.5005	0.9968	1.001	0.37
	0.5132	1.004		

表 3-22　颗粒中大豆苷含量测定结果

批号	称样量（g）	含量（mg/g）	平均含量（mg/g）	RAD（%）
1908001	0.5030	0.0682	0.0686	0.51
	0.5136	0.0689		
1908002	0.5025	0.0596	0.0601	0.75
	0.5001	0.0605		
1908003	0.5096	0.0762	0.0772	1.23
	0.5000	0.0781		
1908004	0.5100	0.0604	0.0596	1.34
	0.5053	0.0588		
1908005	0.5009	0.0568	0.0569	0.09
	0.5162	0.0569		
1908006	0.5005	0.0620	0.0625	0.80
	0.5132	0.0630		

5. 素片含量测定

取生产厂家提供的 6 批素片，按"素片供试品溶液的制备"项下方法制备，对照品按"对照品溶液的制备"项下方法制备，用上述色谱条件进行含量测定，计算6 批素片中的二苯乙烯苷、特女贞苷和大豆苷的含量，结果见表 3-23 至表 3-25。

表 3-23　素片中二苯乙烯苷含量测定结果

批号	称样量（g）	含量（mg/g）	平均含量（mg/g）	RAD（%）
1908001	0.5057	0.6573	0.6536	0.57
	0.5047	0.6499		
1908002	0.5049	0.6617	0.6483	2.07
	0.5069	0.6349		
1908003	0.5118	0.7233	0.7139	1.32
	0.5152	0.7044		
1908004	0.5249	0.3807	0.3838	0.79
	0.5008	0.3868		
1908005	0.5046	0.9089	0.9146	0.62
	0.5175	0.9202		
1908006	0.5179	0.2938	0.2869	2.41
	0.5037	0.2800		

表 3 – 24　素片中特女贞苷含量测定结果

批号	称样量（g）	含量（mg/g）	平均含量（mg/g）	RAD（%）
1908001	0.5057	1.152	1.172	1.13
	0.5047	1.191		
1908002	0.5049	1.185	1.172	1.13
	0.5069	1.158		
1908003	0.5118	1.198	1.202	0.35
	0.5152	1.206		
1908004	0.5249	1.051	1.070	1.80
	0.5008	1.089		
1908005	0.5046	1.173	1.160	1.08
	0.5175	1.148		
1908006	0.5179	1.032	1.032	0.04
	0.5037	1.031		

表 3 – 25　素片中大豆苷含量测定结果

批号	称样量（g）	含量（mg/g）	平均含量（mg/g）	RAD（%）
1908001	0.5057	0.0644	0.0647	0.46
	0.5047	0.0650		
1908002	0.5049	0.0658	0.0650	1.31
	0.5069	0.0641		
1908003	0.5118	0.0745	0.0755	1.32
	0.5152	0.0765		
1908004	0.5249	0.0561	0.0575	2.43
	0.5008	0.0589		
1908005	0.5046	0.0604	0.0598	1.00
	0.5175	0.0592		
1908006	0.5179	0.0649	0.0651	0.31
	0.5037	0.0653		

6. 成品含量测定

取生产厂家提供的 6 批成品，按"成品供试品溶液的制备"项下方法制备，对照品按"对照品溶液的制备"项下方法制备，用上述色谱条件进行含量测定，计算

6 批成品中的二苯乙烯苷、特女贞苷和大豆苷的含量，结果见表 3 - 26 至表 3 - 28。

表 3 - 26　成品中二苯乙烯苷含量测定结果

批号	称样量（g）	含量（mg/g）	平均含量（mg/g）	RAD（%）
1908001	0.5051	0.6599	0.6551	0.74
	0.5027	0.6502		
1908002	0.5071	0.6537	0.6557	0.30
	0.5046	0.6576		
1908003	0.5066	0.7608	0.7678	0.91
	0.5110	0.7747		
1908004	0.4947	0.3838	0.3750	2.35
	0.5107	0.3662		
1908005	0.4980	0.7784	0.7801	0.21
	0.5090	0.7817		
1908006	0.5073	0.2467	0.2442	1.02
	0.5082	0.2417		

表 3 - 27　成品中特女贞苷含量测定结果

批号	称样量（g）	含量（mg/g）	平均含量（mg/g）	RAD（%）
1908001	0.5051	1.129	1.115	1.30
	0.5027	1.100		
1908002	0.5071	1.102	1.104	0.22
	0.5046	1.106		
1908003	0.5066	1.006	1.012	0.54
	0.5110	1.017		
1908004	0.4947	1.018	0.9957	2.24
	0.5107	0.9734		
1908005	0.4980	1.048	1.056	0.83
	0.5090	1.065		
1908006	0.5073	0.9119	0.9117	0.03
	0.5082	0.9114		

表 3 -28 成品中大豆苷含量测定结果

批号	称样量（g）	含量（mg/g）	平均含量（mg/g）	RAD（%）
1908001	0.5051	0.0724	0.0715	1.26
	0.5027	0.0706		
1908002	0.5071	0.0621	0.0618	0.57
	0.5046	0.0614		
1908003	0.5066	0.0680	0.0679	0.22
	0.5110	0.0677		
1908004	0.4947	0.0539	0.0534	0.94
	0.5107	0.0529		
1908005	0.4980	0.0545	0.0550	0.82
	0.5090	0.0554		
1908006	0.5073	0.0574	0.0576	0.26
	0.5082	0.0577		

（三）指标成分从投料药材 – 中间体 – 成品的转移率

1. 生发片制备工艺数据汇总

广西南宁百会药业集团有限公司提供的编号 1—6 生发片的制备工艺，数据汇总见表 3 –29 至表 3 –31。

表 3 -29 各批次药材投料量

工艺	编号	何首乌药材		女贞子药材		黑豆药材	
		批号	投料量（kg）	批号	投料量（kg）	批号	投料量（kg）
分煎（n =3）	1	190105	100	190105	100	190105	100
	2	190108	100	190108	100	190108	100
	3	190112	100	190112	100	190112	100
合煎（n =3）	4	190105	70	190105	70	190105	70
	5	190108	70	190108	70	190108	70
	6	190112	70	190112	70	190112	70

表 3 - 30　各批次中间体的生成量

工艺	编号	浸膏		干膏粉		颗粒		素片	
		批号	重量（kg）	批号	重量（kg）	批号	重量（kg）	批号	片数（万片）
分煎（n=3）	1	19030006	481.1	19030006	269.5	1908004	269.1	1908004	100
	2	19040007	443.7	19040007	250.5	1908005	260.1	1908005	100
	3	19040008	487.9	19040008	268.8	1908006	270.6	1908006	100
合煎（n=3）	4	19060019	376.8	19060019	194.6	1908001	265.0	1908001	70
	5	19060020	293.8	19060021	200.3	1908003	267.4	1908003	70
	6	19060021	339.3	19060020	173.1	1908002	271.7	1908002	70

表 3 - 31　各批次成品的生成量

工艺	编号	成品	
		批号	片数（万片）
分煎（n=3）	1	1908004	100
	2	1908005	100
	3	1908006	100
合煎（n=3）	4	1908001	70
	5	1908002	70
	6	1908003	70

2. 中间体与成品的生药量

为了计算指标成分在投料药材—中间体—成品的转移率，需要计算中间体与成品的生药量，再算出中间体与成品中二苯乙烯苷、特女贞苷、大豆苷的生药量，结果见表 3 - 32 至表 3 - 36。

表 3 - 32　各批次浸膏的生药量（mg/g 生药量）

批号	二苯乙烯苷	特女贞苷	大豆苷
19030006	4.547	4.090	0.3190
19040007	4.293	3.598	0.3261
19040008	5.031	5.446	0.4445
19060019	5.290	3.808	0.4419
19060020	6.224	3.932	0.3643
19060021	5.868	4.136	0.4411

表 3 - 33　各批次干膏粉的生药量（mg/g 生药量）

批号	二苯乙烯苷	特女贞苷	大豆苷
19030006	1.612	4.298	0.3509
19040007	3.600	4.395	0.3362
19040008	0.3373	2.428	0.3529
19060019	3.619	4.546	0.3136
19060020	1.697	4.358	0.2686
19060021	2.949	5.053	0.3365

表 3 - 34　各批次颗粒的生药量（mg/g 生药量）

批号	二苯乙烯苷	特女贞苷	大豆苷
1908001	2.702	3.877	0.2598
1908002	2.680	4.182	0.2329
1908003	2.557	4.610	0.2943
1908004	1.567	4.146	0.2254
1908005	3.384	4.180	0.2127
1908006	0.9947	3.759	0.2348

表 3 - 35　各批次素片的生药量（mg/g 生药量）

批号	二苯乙烯苷	特女贞苷	大豆苷
1908001	2.469	4.425	0.2444
1908002	2.489	4.498	0.2495
1908003	2.756	4.641	0.2915
1908004	1.463	4.079	0.2192
1908005	3.489	4.426	0.2281
1908006	1.088	3.910	0.2468

表 3 - 36　各批次成品的生药量（mg/g 生药量）

批号	二苯乙烯苷	特女贞苷	大豆苷
1908001	2.475	4.212	0.2701
1908002	2.517	4.239	0.2372
1908003	2.964	3.906	0.2622
1908004	1.430	3.796	0.2036
1908005	2.976	4.031	0.2098
1908006	0.9258	3.456	0.2176

3. 主要指标成分从药材到中间体和成品的转移率

根据药材、中间体以及生发片含量测定的结果，计算生发片中大豆苷、二苯乙烯苷、特女贞苷从药材到中间体以及药材到成品之间的转移率，结果见表3-37至表3-42。

表3-37　药材到中间体和成品的转移率（分煎1）

批号	样品	指标	二苯乙烯苷	特女贞苷	大豆苷
190105	何首乌饮片	含量（mg/g生药）	9.263	—	—
190105	女贞子饮片	含量（mg/g生药）	—	11.69	—
190105	黑豆饮片	含量（mg/g生药）	—	—	0.4069
19030006	浸膏	含量（mg/g生药）	4.547	4.090	0.3190
		转移率（%）	49.09	34.97	78.39
19030006	干膏粉	含量（mg/g生药）	1.612	4.298	0.3509
		转移率（%）	17.40	86.23	36.76
1908004	颗粒	含量（mg/g生药）	1.567	4.146	0.2254
		转移率（%）	16.91	35.46	55.39
1908004	素片	含量（mg/g生药）	1.463	4.079	0.2192
		转移率（%）	15.80	34.88	53.87
1908004	成品	含量（mg/g生药）	1.429	3.796	0.2036
		转移率（%）	15.43	32.46	50.03

表3-38　药材到中间体和成品的转移率（分煎2）

批号	样品	指标	二苯乙烯苷	特女贞苷	大豆苷
190108	何首乌饮片	含量（mg/g生药）	8.146	—	—
190108	女贞子饮片	含量（mg/g生药）	—	7.152	—
190108	黑豆饮片	含量（mg/g生药）	—	—	0.3651
19040007	浸膏	含量（mg/g生药）	4.293	3.598	0.3261
		转移率（%）	52.71	50.31	89.32
19040007	干膏粉	含量（mg/g生药）	3.600	4.395	0.3362
		转移率（%）	44.19	92.08	61.45
1908005	颗粒	含量（mg/g生药）	3.384	4.180	0.2127
		转移率（%）	41.55	58.44	58.25
1908005	素片	含量（mg/g生药）	3.489	4.426	0.2281
		转移率（%）	42.84	61.88	62.49

续上表

批号	样品	指标	二苯乙烯苷	特女贞苷	大豆苷
1908005	成品	含量（mg/g 生药）	2.976	4.031	0.2098
		转移率（%）	36.54	56.35	57.47

表 3-39　药材到中间体和成品的转移率（分煎 3）

批号	样品	指标	二苯乙烯苷	特女贞苷	大豆苷
190112	何首乌饮片	含量（mg/g 生药）	10.12	—	—
190112	女贞子饮片	含量（mg/g 生药）	—	18.22	—
190112	黑豆饮片	含量（mg/g 生药）	—	—	0.3323
19040008	浸膏	含量（mg/g 生药）	5.031	5.446	0.4445
		转移率（%）	49.69	29.89	133.80
19040008	干膏粉	含量（mg/g 生药）	0.3373	2.428	0.3529
		转移率（%）	3.332	13.33	106.20
1908006	颗粒	含量（mg/g 生药）	0.9947	3.759	0.2348
		转移率（%）	9.82	20.63	70.65
1908006	素片	含量（mg/g 生药）	1.088	3.910	0.2468
		转移率（%）	10.75	21.46	74.27
1908006	成品	含量（mg/g 生药）	0.9258	3.456	0.2176
		转移率（%）	9.144	18.97	65.48

表 3-40　药材到中间体和成品的转移率（合煎 1）

批号	样品	指标	二苯乙烯苷	特女贞苷	大豆苷
190105	何首乌饮片	含量（mg/g 生药）	9.263	—	—
190105	女贞子饮片	含量（mg/g 生药）	—	11.69	—
190105	黑豆饮片	含量（mg/g 生药）	—	—	0.4069
19060019	浸膏	含量（mg/g 生药）	5.290	3.808	0.4419
		转移率（%）	57.11	32.57	108.60
19060019	干膏粉	含量（mg/g 生药）	3.619	4.546	0.3136
		转移率（%）	39.07	38.88	77.07
1908001	颗粒	含量（mg/g 生药）	2.702	3.877	0.2598
		转移率（%）	29.17	33.15	63.85
1908001	素片	含量（mg/g 生药）	2.469	4.425	0.2444
		转移率（%）	26.66	37.84	60.07

续上表

批号	样品	指标	二苯乙烯苷	特女贞苷	大豆苷
1908001	成品	含量（mg/g 生药）	2.475	4.212	0.2701
		转移率（%）	26.72	36.02	66.39

表3-41 药材到中间体和成品的转移率（合煎2）

批号	样品	指标	二苯乙烯苷	特女贞苷	大豆苷
190108	何首乌饮片	含量（mg/g 生药）	8.146	—	—
190108	女贞子饮片	含量（mg/g 生药）	—	7.152	—
190108	黑豆饮片	含量（mg/g 生药）	—	—	0.3651
19060020	浸膏	含量（mg/g 生药）	6.224	3.932	0.3643
		转移率（%）	76.41	54.98	99.78
19060020	干膏粉	含量（mg/g 生药）	1.697	4.358	0.2686
		转移率（%）	20.83	60.93	73.56
1908002	颗粒	含量（mg/g 生药）	2.6803	4.182	0.2329
		转移率（%）	32.91	58.46	63.79
1908002	素片	含量（mg/g 生药）	2.489	4.498	0.2495
		转移率（%）	30.55	62.89	68.35
1908002	成品	含量（mg/g 生药）	2.517	4.239	0.2373
		转移率（%）	30.90	59.26	64.98

表3-42 药材到中间体和成品的转移率（合煎3）

批号	样品	指标	二苯乙烯苷	特女贞苷	大豆苷
190112	何首乌饮片	含量（mg/g 生药）	10.12	—	—
190112	女贞子饮片	含量（mg/g 生药）	—	18.22	—
190112	黑豆饮片	含量（mg/g 生药）	—	—	0.3323
19060021	浸膏	含量（mg/g 生药）	5.868	4.136	0.4411
		转移率（%）	57.96	22.70	132.70
19060021	干膏粉	含量（mg/g 生药）	2.949	5.053	0.3365
		转移率（%）	29.13	27.73	101.30
1908003	颗粒	含量（mg/g 生药）	2.557	4.610	0.2943
		转移率（%）	25.26	25.30	88.57
1908003	素片	含量（mg/g 生药）	2.756	4.641	0.2915
		转移率（%）	27.23	25.47	87.72

续上表

批号	样品	指标	二苯乙烯苷	特女贞苷	大豆苷
1908003	成品	含量（mg/g 生药）	2.964	3.906	0.2622
		转移率（%）	29.28	21.44	78.89

（四）分煎与合煎工艺的比较

3 批药材分别用不同工艺制成编号 1—3 的浸膏（分煎）和编号 4—6 的浸膏（合煎），将这 6 批浸膏分别比较，结果见表 3 - 43 至表 3 - 48。结果表明，目标成分从药材到浸膏的转移率在分煎和合煎的差别不大，整体合煎的转移率比分煎的大一些，但不能由此判断合煎的工艺更优，需要结合更多的参数来判断，如有毒成分的转移率、工艺参数、制片成本等。

表 3 - 43　编号 1—6 样品中二苯乙烯苷从药材到中间体和成品的转移率（%）

工艺	药材批号	编号	浸膏	干膏粉	颗粒	素片	成品
分煎（n=3）	190105	1	49.09	17.40	16.91	15.80	15.43
	190108	2	52.71	44.19	41.55	42.84	36.54
	190112	3	49.69	3.332	9.820	10.75	9.144
合煎（n=3）	190105	4	57.11	39.07	29.17	26.66	26.72
	190108	5	76.41	20.83	32.91	30.55	30.90
	190112	6	57.96	29.13	25.26	27.23	29.28

表 3 - 44　编号 1—6 样品中二苯乙烯苷从药材到中间体和成品的转移率的平均值与 RSD（%）

工艺		浸膏	干膏粉	颗粒	素片	成品
分煎	均值	50.50	21.64	22.76	23.13	20.37
	RSD	2.92	95.91	73.15	74.61	70.43
合煎	均值	63.83	29.68	29.11	28.15	28.97
	RSD	13.14	21.11	13.13	7.48	7.28

表 3 - 45　编号 1—6 样品中特女贞苷从药材到中间体和成品的转移率（%）

工艺	药材批号	编号	浸膏	干膏粉	颗粒	素片	成品
分煎（n=3）	190105	1	34.97	36.76	35.46	34.88	32.46
	190108	2	50.31	61.45	58.44	61.88	56.35
	190112	3	29.89	13.33	20.63	21.46	18.97

续上表

工艺	药材批号	编号	浸膏	干膏粉	颗粒	素片	成品
合煎 (n=3)	190105	4	32.57	38.88	33.15	37.84	36.02
	190108	5	54.98	60.93	58.46	62.89	59.26
	190112	6	22.70	27.73	25.30	25.47	21.44

表3-46　编号1—6样品中特女贞苷从药材到中间体和成品的转移率的平均值与 RSD（%）

工艺		浸膏	干膏粉	颗粒	素片	成品
分煎	均值	38.39	37.18	38.18	39.41	35.93
	RSD	20.70	64.72	49.91	52.24	52.70
合煎	均值	36.75	42.51	38.97	42.07	38.90
	RSD	33.07	28.88	44.47	45.32	49.04

表3-47　编号1—6样品中大豆苷从药材到中间体和成品的转移率（%）

工艺	药材批号	编号	浸膏	干膏粉	颗粒	素片	成品
分煎 (n=3)	190105	1	78.39	86.23	55.39	53.87	50.03
	190108	2	89.32	92.08	58.25	62.49	57.47
	190112	3	133.80	106.20	70.65	74.27	65.48
合煎 (n=3)	190105	4	108.60	77.07	63.85	60.07	66.39
	190108	5	99.78	73.56	63.79	68.35	64.98
	190112	6	132.70	101.30	88.57	87.72	78.89

表3-48　编号1—6样品中大豆苷从药材到中间体和成品的转移率的平均值与 RSD（%）

工艺		浸膏	干膏粉	颗粒	素片	成品
分煎	均值	100.50*	94.84	61.43	63.54	57.66
	RSD	22.09	10.83	13.21	16.12	13.41
合煎	均值	113.70*	83.98	72.07	72.05	70.09
	RSD	11.14	13.75	19.83	19.70	10.93

注：*转移率大于100%是由于在制备过程中，黑豆丙二酰大豆苷成分转化成大豆苷。

第三节　本章总结

本章研究了生发片主要指标成分在生产过程中的质量传递规律（图3-7），据此给出工艺优化的建议。

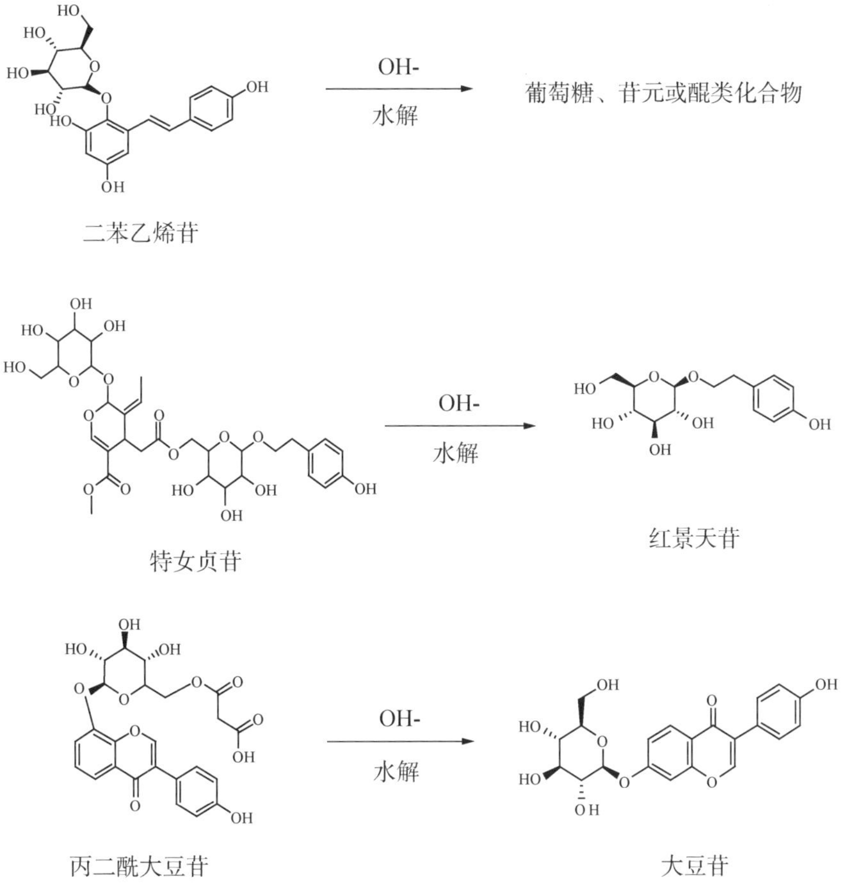

图3-7　生发片主要指标成分生产过程的质量传递规律

从本章第二节编号1—6样品的转移率可以看出，二苯乙烯苷与特女贞苷从药材到干膏粉的转移率基本低于50%，大豆苷的转移率均大于70%甚至大于100%。
据文献报道，二苯乙烯苷在高温条件（>60 ℃）下可水解为葡萄糖、苷元或醌类化合物[1]；特女贞苷属于环烯醚萜苷类，高温煎煮后水解生成红景天苷[2]；丙二酰大豆苷在高温条件下不稳定，容易水解为大豆苷[3]。

因此，高温是导致二苯乙烯苷和特女贞苷损失较大的主因。建议生发片煎煮时间不宜过长、提取罐控制在微沸状态、干燥采取减压干燥等措施，以减少二苯乙烯苷和特女贞苷的损失。

参考文献

[1] 张俊娜，兰婷，王宝龙，等. 何首乌中二苯乙烯苷提取纯化研究进展 [J]. 中国中医药信息杂志，2017，24（7）：133－136.

[2] 侯杰. 女贞子炮制前后主要有效成分变化规律研究 [D]. 济南：山东中医药大学，2009.

[3] 梁晓芳，王步军. 六种大豆异黄酮溶液的稳定性 [J]. 作物学报，2015，41（1）：168－173.

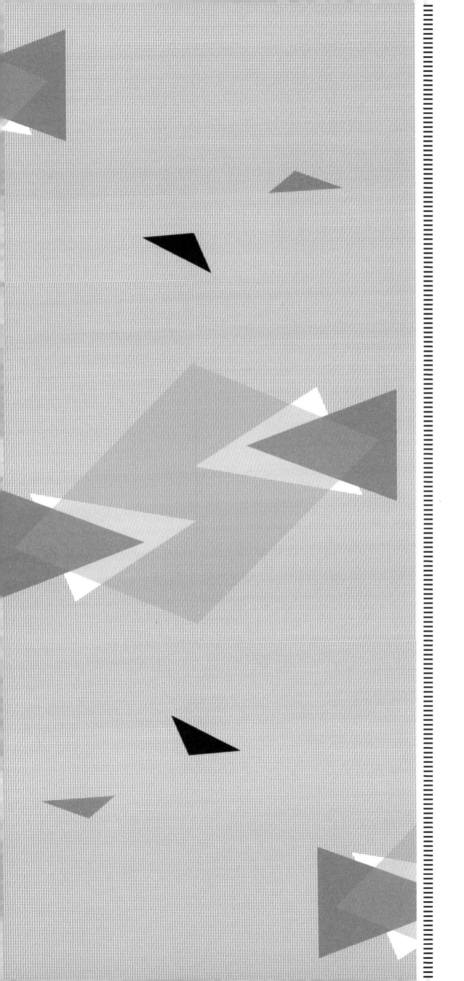

第四章　生发片质量标准提高及修订建议

第一节　生发片质量标准（草案）

生发片
Shengfa Pian

【处方】

何首乌 100 g　　女贞子 100 g　　山药 100 g　　地黄 100 g

墨旱莲 100 g　　茯苓 80 g　　　牡丹皮 65 g　　泽泻 65 g

桑椹 130 g　　　麦冬 100 g　　　黑枣 100 g　　黑豆 100 g

【制法】

以上十二味，黑枣、黑豆加水煎煮二次，每次 3 h，滤过，合并滤液，滤液另器保存；其余何首乌等十味加水煎煮二次，每次 3 h，滤过，合并滤液，与上述药液合并，浓缩至相对密度为 1.30～1.35（70 ℃），加入 15%～25% 的淀粉和 8%～12% 的碳酸钙，烘干，粉碎，过筛，制颗粒，干燥，压制成 1000 片，包糖衣，即得。

【性状】

本品为糖衣片，除去糖衣显棕褐色；味微苦。

【鉴别】

（1）取本品 7 片，除去糖衣，研细，加无水乙醇 25 mL，超声处理 30 min，滤过，滤液浓缩至约 1 mL，作为供试品溶液。另取牡丹皮对照药材 2 g，同法制成对照药材溶液，再取二苯乙烯苷对照品、大豆苷对照品，分别加无水乙醇制成每 1 mL 含 1 mg 的溶液，作为对照品溶液。照薄层色谱法［2015 年版《中华人民共和国药

_____

说明：与前三章有所不同，本章的格式完全按照《中华人民共和国药典》的范式书写，内容包括生发片质量标准（草案）和生发片质量标准（草案）起草说明。

典》（四部）通则0502〕试验，分别取对照品、对照药材溶液各2 μL，供试品溶液7~10 μL，分别点于同一高效硅胶 GF$_{254}$ 薄层板上，以二氯甲烷—乙酸乙酯—甲醇—水（30∶40∶15∶3）为展开剂，展开13 cm，取出，晾干，分别置紫外光灯（365 nm）和（254 nm）下检视。在紫外光灯（365 nm）下，供试品色谱中，在与二苯乙烯苷对照品色谱相应的位置上，显相同的蓝紫色荧光斑点；在紫外光灯（254 nm）下，供试品色谱中，在与大豆苷对照品和牡丹皮对照药材色谱相应的位置上，显相同颜色的斑点。

（2）取本品20片，除去糖衣，研细，加无水乙醇30 mL，加热回流30 min，放冷，滤过，滤液浓缩至约3 mL，与3 g中性氧化铝混匀，经过中性氧化铝柱（100~200目，7.5 g，内径1.5 cm，干法装柱），用无水乙醇45 mL洗脱，收集洗脱液，浓缩至约1 mL，作为供试品溶液。另取墨旱莲对照药材3 g，同法制成对照药材溶液。照薄层色谱法〔2015年版《中华人民共和国药典》（四部）通则0502〕试验，吸取对照药材溶液1 μL，供试品溶液20 μL，分别点于同一硅胶 G 薄层板上，以正己烷∶乙酸乙酯（9∶1）为展开剂，展开，取出，晾干，置紫外光灯（365 nm）下检视。供试品色谱中，在与对照药材色谱相应的位置上，显相同颜色的荧光斑点。

【检查】

应符合片剂项下有关的各项规定〔2015年版《中华人民共和国药典》（四部）通则0101〕。

【指纹图谱】

照高效液相色谱法〔2015年版《中华人民共和国药典》（四部）通则0512〕测定。

色谱条件与系统适用性试验：以十八烷基硅烷键合硅胶为填充剂（柱长为250 mm，内径为4.6 mm，粒径为5 μm）；以甲醇为流动相 A，以0.1%磷酸溶液为流动相 B，按表4-1中的规定进行梯度洗脱；检测波长为227 nm，柱温为25 ℃。理论板数按特女贞苷峰计算应不低于30000。

表4-1 梯度洗脱条件

时间（min）	流动相 A（%）	流动相 B（%）
0~105	5→60	95→40

参照物溶液的制备：取二苯乙烯苷对照品、特女贞苷对照品适量，精密称定，加甲醇制成每1 mL含二苯乙烯苷35 μg、特女贞苷85 μg的混合溶液，即得。

供试品溶液的制备：取本品20片，除去糖衣，研细，取约0.5 g，精密称定，置具塞锥形瓶中，精密加入甲醇 10 mL，密塞，称定重量，超声处理（功率 300 W，频率 40 kHz）30 min，放冷，再称定重量，用甲醇补足减失的重量，摇匀，滤过，取续滤液，即得。

测定法：分别精密吸取参照物溶液与供试品溶液各 10 μL，注入液相色谱仪，测定，记录色谱图，即得。

供试品指纹图谱中应分别呈现与参照物色谱峰保留时间相同的色谱峰。按中药色谱指纹图谱相似度评价系统计算，供试品指纹图谱与对照指纹图谱（图 4 - 1）的相似度不得低于 0.90。

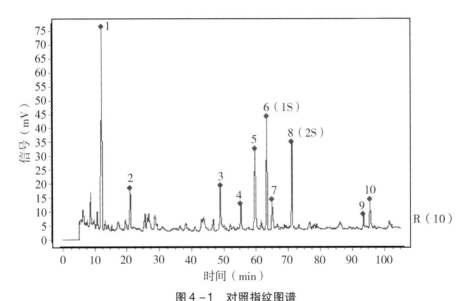

图 4 - 1　对照指纹图谱

峰 4：大豆苷；峰 6（1S）：二苯乙烯苷；峰 8（2S）：特女贞苷

【含量测定】

照高效液相色谱法［2015 年版《中华人民共和国药典》（四部）通则 0512］测定。

色谱条件与系统适用性试验：以十八烷基硅烷键合硅胶为填充剂（柱长为 25 cm，内径为 4.6 mm，粒径为 5 μm）；以甲醇为流动相 A，以 0.1% 磷酸溶液为流动相 B，按表 4 - 1 的规定进行梯度洗脱；检测波长为 320 nm（二苯乙烯苷）、227 nm（特女贞苷）。

对照品溶液的制备：同"指纹图谱"项下"参照物溶液的制备"。

供试品溶液的制备：同"指纹图谱"项下。

测定法：分别精密吸取对照品溶液与供试品溶液各 10 μL，注入液相色谱仪，测定，记录色谱图，即得。

本品每片含何首乌以二苯乙烯苷计，不得少于 0.08 mg；含女贞子以特女贞苷计，不得少于 0.18 mg。

【功能与主治】

滋补肝肾，益气养血，生发乌发。用于肝肾不足、气血亏虚所致的头发早白、脱落；斑秃，全秃，脂溢性脱发。

【用法与用量】

口服，一次 6 片，一日 3 次。

【规格】

每片相当于原材料 1.14 g。

【贮藏】

密封。

【有效期】

24 个月。

第二节　生发片质量标准（草案）起草说明

生发片为糖衣片，现执行的质量标准为：国家药品监督管理局国家药品标准修订批件 2001ZFB0066。现行标准收载了该药品的处方、制法、性状、鉴别、检查、含量测定、功能与主治、用法与用量、规格、贮藏、有效期共 11 个项目。在对生发片化学成分深入研究的基础上，对鉴别、指纹图谱、含量测定项目进行增修订。增修订内容为：①在鉴别项下建立生发片中何首乌、牡丹皮、黑豆和墨旱莲四味药材的薄层鉴别；②在指纹图谱项下增加生发片的指纹图谱；③在含量测定项下增加女贞子药材的含量测定。根据 2015 年版《中华人民共和国药典》的要求，对生发片原标准进行修订；为更好地监控和评价生发片质量提供科学依据。

一、仪器与试药

1. 仪器

中药粉碎机（DMF-8A，浙江温岭市铭大药材机械设备有限公司）；十万分之一电子分析天平（MS105DU，瑞士 Mettler Toledo 公司）；万分之一电子分析天平（ME204，瑞士 Mettler Toledo 公司）；数控超声波清洗器（KQ500DE，昆山市超声仪器有限公司）；自动点样仪（ATS-4，瑞士 CAMAG 公司）；薄层色谱仪（REPROS-TAR3，瑞士 CAMAG 公司）；硅胶 G 薄层板（青岛海洋化工分厂，规格：200 mm × 200 mm），高效硅胶 GF_{254} 薄层板（青岛海洋化工分厂，规格：200 mm × 200 mm；烟台江友硅胶开发有限公司，规格：200 mm × 200 mm；安徽良辰硅源材料有限公司，规格：200 mm × 200 mm；MERCK，规格：200 mm × 200 mm）；超纯水器（Arium Mini，德国 Sartorius 公司）；Agilent1260 高效液相色谱仪（Agilent 公司，G1311B 单四元泵、G1329B 自动进样器、G1316A 柱温箱、G1315D 检测器、OPENLAB CDS ChemStation Edition 数据处理软件）；Dionex MLtimate 3000 高效液相色谱仪（美国 Dionex 公司，LPG-3400SDN 单四元泵、WPS-3000SL 自动进样器、TCC-3000RS 柱温箱、DAD-3000 检测器、Chromeleon7.2 数据处理软件）；色谱柱：Welch MLtimate XB-C_{18}（4.6 mm × 250 mm，5 μm，S. N. 211604931）、Agilent Zorbax Eclipse Plus C_{18}（4.6mm × 250mm，5 μm，S. N. USUXAO4925）、Hitachi High-Ted Lachrom C_{18}（4.6 mm × 250 mm，5 μm，NO. 28FSI-042）。

2. 试剂与试药

实验溶剂：无水乙醇（广州化学试剂厂，20180901/20190301，分析纯）；甲醇（天津市大茂化学试剂厂，20190504/20191005，分析纯；广州化学试剂厂，20190501，分析纯）；二氯甲烷（上海泰坦科技有限公司，P1501241，分析纯）；三氯甲烷（广州化学试剂厂，20190301，分析纯）；石油醚（60～90 ℃）（广州化学试剂厂，20190401，分析纯）；乙醚（广州化学试剂厂，20190401-28，分析纯）；中性氧化铝（麦克林，C10325652，100～200 目）；氧化铝柱（麦克林，C10520222，200～300 目）。

展开剂所用试剂：三氯甲烷（广州化学试剂厂，20190301，分析纯）；二氯甲烷（上海泰坦科技有限公司，P1501241，分析纯）；乙酸乙酯（上海泰坦科技有限公司，P1467063，分析纯/广州化学试剂厂，20190402，分析纯）；甲苯（天津市宏达化学试剂厂，分析纯）；甲醇（天津市大茂化学试剂厂，20190504，分析纯）；环己烷（上海泰坦科技有限公司，20170801，分析纯）；浓氨（福建厦门海标科技有限公司，20160312，分析纯）；冰醋酸（阿拉丁，C1920075，分析纯）；甲酸（广州飞思新材料科技有限公司，2015121411A，液质级）；正己烷（广州化学试剂厂，20180901，分析纯）。

显色剂所用试剂：乙醇（广州化学试剂厂，20190301，分析纯）；香草醛（阿拉丁，14171，分析纯）；茴香醛（山东西亚化学股份有限公司，T4583，分析纯）；硫酸（广州化学试剂厂，20160109，分析纯）；磷钼酸（上海展云化工有限公司，151010，分析纯）；硅钨酸（天津市科密欧化学试剂有限公司，2016 年 1 月 10 日，分析纯）。

液相色谱所用试剂：甲醇（Honeywell，Q8AG1H/SCCG1H，色谱级）、乙腈（Honeywell，Q4TA1H，色谱级）、磷酸（阿拉丁，G1614094/D1923158，色谱级）。

3. 对照品

对照品见表 4 - 2，对照药材见表 4 - 3。

表 4 - 2　对照品列表

对照品名称	来源	编号	纯度
2，3，5，4′ - 四羟基二苯乙烯 - 2 - O - β - D - 葡萄糖苷	中国食品药品检定研究院	110844 - 201713	93.6%
特女贞苷	中国食品药品检定研究院	111926 - 201605	93.3%
大豆苷	中国食品药品检定研究院	111738 - 201603	93.3%
大豆苷元	中国食品药品检定研究院	111502 - 200402	
毛蕊花糖苷（麦角甾苷）	中国食品药品检定研究院	111530 - 201713	92.5%
丹皮酚	中国食品药品检定研究院	110708 - 201407	99.9%
蟛蜞菊内酯	中国食品药品检定研究院	111885 - 201403	99.6%
芍药苷	中国食品药品检定研究院	110736 - 201438	96.4%
23 - 乙酰泽泻醇 B	中国食品药品检定研究院	111846 - 201504	99.0%

表 4 - 3　对照药材列表

对照品名称	来源	编号	规格
何首乌对照药材	中国食品药品检定研究院	120934 - 201410	0.5 g/瓶
女贞子对照药材	中国食品药品检定研究院	121041 - 201404	1 g/瓶
黑豆对照药材	中国食品药品检定研究院	120975 - 201406	2 g/瓶
墨旱莲对照药材	中国食品药品检定研究院	120958 - 201407	1 g/瓶
牡丹皮对照药材	中国食品药品检定研究院	121490 - 201102	1 g/瓶
地黄对照药材	中国食品药品检定研究院	121180 - 201506	2 g/瓶
茯苓对照药材	中国食品药品检定研究院	121117 - 201509	1 g/瓶

续上表

对照品名称	来源	编号	规格
泽泻对照药材	中国食品药品检定研究院	121081 – 201406	1 g/瓶
山药对照药材	中国食品药品检定研究院	121137 – 201606	2 g/瓶
麦冬对照药材	中国食品药品检定研究院	121013 – 201310	1 g/瓶
大枣对照药材	中国食品药品检定研究院	121040 – 201408	1 g/瓶

4. 样品

样品来源见表 4 – 4、表 4 – 5。

表 4 – 4 样品来源

编号	批号	来源
1	1501001	广西南宁百会药业集团有限公司
2	1605001	广西南宁百会药业集团有限公司
3	1710062	广西南宁百会药业集团有限公司
4	1801003	广西南宁百会药业集团有限公司
5	1801004	广西南宁百会药业集团有限公司
6	1801005	广西南宁百会药业集团有限公司
7	1807029	广西南宁百会药业集团有限公司
8	1807030	广西南宁百会药业集团有限公司
9	1811058	广西南宁百会药业集团有限公司
10	1811061	广西南宁百会药业集团有限公司
11	1908001	广西南宁百会药业集团有限公司
12	1908002	广西南宁百会药业集团有限公司
13	1908003	广西南宁百会药业集团有限公司
14	1908004	广西南宁百会药业集团有限公司
15	1908005	广西南宁百会药业集团有限公司
16	1908006	广西南宁百会药业集团有限公司
17	20020003	广西南宁百会药业集团有限公司
18	20020004	广西南宁百会药业集团有限公司
19	20020005	广西南宁百会药业集团有限公司
20	20030010	广西南宁百会药业集团有限公司
21	20030011	广西南宁百会药业集团有限公司

续上表

编号	批号	来源
22	20030013	广西南宁百会药业集团有限公司
23	20030014	广西南宁百会药业集团有限公司
24	20030015	广西南宁百会药业集团有限公司
25	20030016	广西南宁百会药业集团有限公司
26	20030017	广西南宁百会药业集团有限公司
27	20030018	广西南宁百会药业集团有限公司
28	20040019	广西南宁百会药业集团有限公司

表 4-5　阴性对照样品列表

样品名称	来源
何首乌阴性对照样品	除何首乌外的 11 味药材按正文中的处方比例及制法自制
女贞子阴性对照样品	除女贞子外的 11 味药材按正文中的处方比例及制法自制
黑豆阴性对照样品	除黑豆外的 11 味药材按正文中的处方比例及制法自制
牡丹皮阴性对照样品	除牡丹皮外的 11 味药材按正文中的处方比例及制法自制
墨旱莲阴性对照样品	除墨旱莲外的 11 味药材按正文中的处方比例及制法自制
黑枣阴性对照样品	除黑枣外的 11 味药材按正文中的处方比例及制法自制
山药阴性对照样品	除山药外的 11 味药材按正文中的处方比例及制法自制
茯苓阴性对照样品	除茯苓外的 11 味药材按正文中的处方比例及制法自制
地黄阴性对照样品	除地黄外的 11 味药材按正文中的处方比例及制法自制
泽泻阴性对照样品	除泽泻外的 11 味药材按正文中的处方比例及制法自制
麦冬阴性对照样品	除麦冬外的 11 味药材按正文中的处方比例及制法自制
桑葚阴性对照样品	除桑葚外的 11 味药材按正文中的处方比例及制法自制

二、生发片质量标准起草说明

【名称】

同原标准一致。

【处方】

何首乌 100 g　　　女贞子 100 g　　　山药 100 g　　　地黄 100 g

墨旱莲 100 g	茯苓 80 g	牡丹皮 65 g	泽泻 65 g
桑椹 130 g	麦冬 100 g	黑枣 100 g	黑豆 100 g

药材来源及鉴定依据：原料药材除黑枣均收载于 2015 年版《中华人民共和国药典》（一部）。

何首乌：本品为蓼科植物何首乌（*Polygonum multiflorum* Thunb.）的干燥块根。秋、冬二季叶枯萎时采挖，削去两端，洗净，个大的切成块，干燥。收载于 2015 年版《中华人民共和国药典》（一部）第 175 页。

女贞子：本品为木犀科植物女贞（*Ligustrum lucidum* Ait.）的干燥成熟果实。冬季果实成熟时采收，除去枝叶，稍蒸或置沸水中略烫后，干燥；或直接干燥。收载于 2015 年版《中华人民共和国药典》（一部）第 45 页。

山药：本品为薯蓣科植物薯蓣（*Dioscotea opposita* Thunb.）的干燥根茎。冬季茎叶枯萎后采挖，切去根头，洗净，除去外皮和须根，干燥，习称毛山药片；或除去外皮，趁鲜切厚片，干燥，称为山药片；也有选择肥大顺直的干燥山药，置清水中，浸至无干心，闷透，切齐两端，用木板搓成圆柱状，晒干，打光，习称光山药。收载于 2015 年版《中华人民共和国药典》（一部）第 28 页。

地黄：本品为玄参科植物地黄（*Rehmannia glutinosa* Libosch.）的新鲜或干燥块根。秋季采挖，除去芦头、须根及泥沙，鲜用；或将地黄缓缓烘焙至约八成干。前者习称鲜地黄，后者习称生地黄。收载于 2015 年版《中华人民共和国药典》（一部）第 124 页。

墨旱莲：本品为菊科植物鳢肠（*Eclipta prostrata* L.）的干燥地上部分。花开时采割，晒干。收载于 2015 年版《中华人民共和国药典》（一部）第 374 页。

茯苓：本品为多孔菌科真菌茯苓 [*Poria cocos*（Schw.）Wolf] 的干燥菌核。多于 7～9 月采挖，挖出后除去泥沙，堆置"发汗"后，摊开晾至表面干燥，再"发汗"，反复数次至现皱纹、内部水分大部散失后，阴干，称为茯苓个；或将鲜茯苓按不同部位切制，阴干，分别称为茯苓块和茯苓片。收载于 2015 年版《中华人民共和国药典》（一部）第 240 页。

牡丹皮：本品为毛茛科植物牡丹（*Paeonia suffruticosa* Andr.）的干燥根皮。秋季采挖根部，除去细根和泥沙，剥取根皮，晒干或刮去粗皮，除去木心，晒干。前者习称连丹皮，后者习称刮丹皮。收载于 2015 年版《中华人民共和国药典》（一部）第 172 页。

泽泻：本品为泽泻科植物泽泻 [*Alisma orientale*（Sam.）Juzep.] 的干燥块茎。冬季茎叶开始枯萎时采挖，洗净，干燥，除去须根和粗皮。收载于 2015 年版《中华人民共和国药典》（一部）第 229 页。

桑椹：本品为桑科植物桑（*Morus alba* L.）的干燥果穗。4～6 月果实变红时采收，晒干，或略蒸后晒干。收载于 2015 年版《中华人民共和国药典》（一部）第 300 页。

麦冬：本品为百合科植物麦冬 [*Ophiopogon japonicus* (L. f) Ker-GawL] 的干燥块根。夏季采挖，洗净，反复暴晒、堆置，至七八成干，除去须根，干燥。收载于2015年版《中华人民共和国药典》（一部）第155页。

黑枣：《中华人民共和国药典》2015年版未收载。

黑豆：本品为豆科植物大豆 [*Glycine max* (L.) Merr.] 的干燥成熟种子。秋季采收成熟果实，晒干，打下种子，除去杂质。收载于2015年版《中华人民共和国药典》（一部）第344页。

【制法】

与原标准一致。

【性状】

与原标准一致。

【鉴别】

包括4个薄层鉴别：①以二苯乙烯苷为对照品鉴别本品中的何首乌；②以大豆苷为对照品鉴别本品中的黑豆；③以牡丹皮对照药材为对照鉴别本品中的牡丹皮；④以墨旱莲对照药材为对照鉴别本品中的墨旱莲。

与原标准相比，增加了以大豆苷为对照品鉴别黑豆的薄层鉴别项，以牡丹皮对照药材为对照鉴别牡丹皮的薄层鉴别项，以墨旱莲对照药材为对照鉴别墨旱莲；修订完善何首乌的薄层鉴别项中的对照品为二苯乙烯苷。

同时，采用薄层色谱对处方中的女贞子、山药、地黄、茯苓、泽泻、麦冬及黑枣药味进行了研究，为更深入地研究本品的质量提供了实验依据。

（一）本品中何首乌、黑豆和牡丹皮的薄层鉴别

1. 供试品溶液的制备方法

参照2015年版《中华人民共和国药典》（一部）[1]相应药材的薄层鉴别方法，新增本品中黑豆和牡丹皮的薄层鉴别项，修订完善何首乌的薄层鉴别项。

曾对比乙酸乙酯萃取、甲醇超声、无水乙醇超声、无水乙醇回流等提取方法；曾对比供试品溶液未除去糖衣制样，造成供试品溶液较黏稠，点样量也需增加至15 μL，易引起点样针堵塞。因此，建议供试品溶液制备时除去糖衣后制样。

曾取生发片10片，去糖衣，研细，取2 g，加甲醇25 mL，超声（功率300 W，频率40 kHz）30 min，过滤，滤液浓缩成1 mL，作为供试品溶液，结果与无水乙醇提取制备的供试品溶液基本一致，无水乙醇毒性较低，因此选择无水乙醇作为提取

溶剂。最后确定：取本品7片（约2 g），除去糖衣，研细，加无水乙醇25 mL，超声处理30 min，滤过，滤液浓缩至约1 mL，作为供试品溶液。另取牡丹皮对照药材2 g，同供试品溶液制备方法制成对照药材溶液。再取二苯乙烯苷、大豆苷对照品适量，分别加无水乙醇制成每1 mL含1 mg的对照品溶液。

2. 薄层条件及显色方式

分别吸取对照药材溶液、对照品溶液及供试品溶液，分别点于同一硅胶GF$_{254}$薄层板上，以二氯甲烷—乙酸乙酯—甲醇—水（30∶40∶15∶3）为展开剂，展开13 cm，取出，晾干，置紫外光灯（365 nm）下检视本品中的何首乌，置紫外光灯（254 nm）下检视本品中的黑豆与牡丹皮。结果表明，置紫外光灯（365 nm）下检视，供试品色谱中，在与二苯乙烯苷对照品色谱相应的位置上，显相同的蓝紫色荧光斑点；置紫外光灯（254 nm）下检视，在供试品色谱中，与大豆苷对照品和牡丹皮对照药材色谱相应的位置上，显相同颜色的斑点，为荧光淬灭斑点，分离效果良好，斑点清晰。

曾采用国产预制板及德国Merck进口硅胶G板试验，两者均可将主斑点与杂质斑点分离，德国Merck进口硅胶GF$_{254}$板比国产预制板基线平稳。曾使用薄层展开条件见表4-6。结果表明：以高效预制硅胶GF$_{254}$板为固定相，二氯甲烷—乙酸乙酯—甲醇—水（30∶40∶15∶3）为展开剂展开时，分离效果较好，Rf值合适，斑点清晰。

表4-6 薄层展开条件

固定相	展开剂
预制硅胶G板	二氯甲烷—乙酸乙酯—甲醇—水（30∶40∶15∶3） 石油醚（30～60 ℃）—苯—乙酸乙酯—冰醋酸（8∶1∶1∶0.2）等不同配比 环己烷—乙酸乙酯（4∶1）
高效预制硅胶GF$_{254}$板	二氯甲烷—乙酸乙酯—甲醇—水（30∶40∶15∶3）

温度、湿度变化的考察：温度20～25 ℃，湿度32%～80%，薄层色谱可稳定重现。

3. 阴性试验

分别按处方比例取除何首乌、黑豆和牡丹皮药材外的十一味药材，等比例缩小1/10，按照制剂工艺制成阴性样品约20 g。按供试品溶液的制备方法制成阴性对照溶液。

4. 点样量及灵敏度试验

分别取对照品溶液、对照药材 5 μL，阴性对照溶液 10 μL，供试品溶液 2 μL、5 μL、7 μL、10 μL、15 μL、20 μL 点样，依法展开，置紫外光灯（365 nm、254 nm）下检视，结果表明，供试品溶液采取点样量为 7 ～ 10 μL 时展开情况最好，对照品与对照药材采取点样量为 5 μL 时展开情况最好，薄层色谱斑点清晰，方法可行，结果见图 4 - 2。

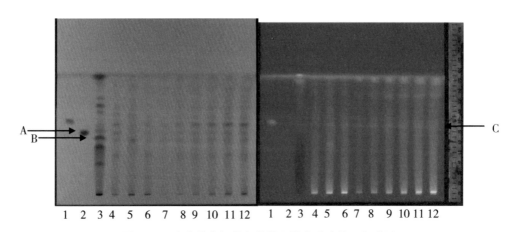

图 4 - 2 生发片中何首乌药材灵敏度试验薄层色谱图

固定相：青岛海洋化工有限公司制造高效硅胶 GF254 预制薄层板，温度：20 ℃，湿度：32%。

展开剂：二氯甲烷：乙酸乙酯：甲醇：水（30：40：15：3）。

检视方法：置紫外光灯（254 nm、365 nm）下检视。

特征斑点：A. 大豆苷，Rf 约为 0.5；B. 牡丹皮特征斑点，Rf 约为 0.4；C. 二苯乙烯苷，为蓝紫色荧光斑点，Rf 约为 0.6。

点样顺序：1. 二苯乙烯苷对照品溶液 - 5 μL；2. 大豆苷对照品溶液 - 5 μL；3. 牡丹皮对照药材 - 5 μL；4. 何首乌阴性对照溶液 - 7 μL；5. 黑豆阴性对照溶液 - 7 μL；6. 牡丹皮阴性对照溶液 - 7 μL；7—12. 供试品溶液（1908001） - 2 μL、5 μL、7 μL、10 μL、15 μL、20 μL。

5. 鉴别结果

确定薄层条件为：照薄层色谱法［2015 年版《中华人民共和国药典》（四部）通则 0502］试验，分别取对照品、对照药材溶液各 2 μL，供试品溶液 7 ～ 10 μL，分别点于同一高效硅胶 GF$_{254}$ 薄层板上，以二氯甲烷—乙酸乙酯—甲醇—水（30：40：15：3）为展开剂，展开至 13 cm，取出，晾干。对 10 批生发片进行薄层鉴别，供试品色谱中，在与对照药材和对照品色谱相应的位置上，均显相同颜色的荧光淬灭斑点，见图 4 - 3。结果表明：该方法重现性好，能分别检出成品中何首乌、牡丹皮和黑豆对应的特征成分，阴性无干扰，专属性强，故该薄层鉴别方法列入标准正文。

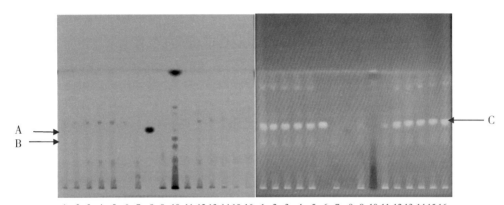

图 4 - 3　生发片中何首乌、黑豆和牡丹皮的薄层色谱图

固定相：青岛海洋化工有限公司制造硅胶 GF254 预制薄层板，温度 23 ℃，湿度 56%。

展开剂：二氯甲烷—乙酸乙酯—甲醇—水（30∶40∶15∶3）。

检视方法：置紫外光灯（365 nm、254 nm）下检视。

特征斑点：A. 大豆苷，Rf 约为 0.5；B. 牡丹皮特征斑点，Rf 约为 0.4；C. 二苯乙烯苷，Rf 约为 0.6。

点样顺序：1—5. 供试品溶液 7 μL（批号：1501001、1605001、1710062、1801003、1801004）；6. 二苯乙烯苷 5 μL；7. 何首乌阴性 7 μL；8. 大豆苷 5 μL；9. 黑豆阴性 7 μL；10. 牡丹皮对照药材 5 μL；11. 牡丹皮阴性 7 μL；12—16. 供试品溶液 7 μL（批号：1801005、1807029、1807030、1811058、1811061）。

（二）本品中墨旱莲的薄层鉴别

1. 供试品溶液的制备方法

参照 2015 年版《中华人民共和国药典》（一部）墨旱莲的薄层鉴别方法，新增本品中墨旱莲的薄层鉴别项。

曾对比 70% 甲醇、甲醇超声、无水乙醇超声提取，最后确定：取墨旱莲对照药材 3 g，加无水乙醇 30 mL，加热回流 30 min，放冷过滤，滤液蒸至适量，与 3 g 中性氧化铝混匀，经过中性氧化铝柱（100 ~ 200 目，7.5 g，内径 1.5 cm，干法装柱），45 mL 无水乙醇洗脱，收集洗脱液浓缩至 1 mL，作为对照药材溶液；取生发片 20 片（约 7.5 g），除去糖衣，研细，加无水乙醇 30 mL，加热回流 30 min，放冷过滤，滤液蒸至适量，与 3 g 中性氧化铝混匀，经过中性氧化铝柱（100 ~ 200 目，7.5 g，内径 1.5 cm，干法装柱），45 mL 无水乙醇洗脱，收集洗脱液浓缩至 1 mL，作为供试品溶液。

2. 薄层条件及显色方式

吸取对照药材溶液及供试品溶液，点于同一硅胶 G 薄层板上，以正己烷—乙酸乙酯（9∶1）为展开剂，展开至 10 cm，取出，晾干，置紫外光灯（365 nm）下检视。结果表明：供试品色谱中，在与对照药材色谱相应的位置上，显相同的绿色荧光斑点，分离效果良好，斑点清晰。

曾采用国产预制板及德国 Merck 进口硅胶 G 板试验，两者均可将主斑点与杂质斑点分离，国产预制板比德国 Merck 进口硅胶 G 板基线平稳。曾使用薄层条件见表 4-7。

表 4-7 薄层展开条件

固定相	展开剂	显色剂
德国 Merck 进口硅胶 G 板	正己烷—乙酸乙酯（9∶1） 二氯甲烷—乙酸乙酯—甲醇—水（30∶40∶15∶3）等不同配比 三氯甲烷—甲醇（20∶1）	紫外光灯（365 nm） 5% 香草醛溶液 香草醛硫酸试剂
预制硅胶 G 板	正己烷—乙酸乙酯（9∶1）	紫外光灯（365 nm）

实验结果表明：以预制硅胶 G 板为固定相展开时，正己烷—乙酸乙酯（9∶1）为展开剂展开，紫外光灯（365 nm）下检视的分离效果较好，Rf 值合适，斑点清晰。

温度、湿度变化的考察：温度 20～25 ℃，湿度 32%～80%，薄层色谱可稳定重现。

3. 阴性试验

按处方比例取除墨旱莲药材外的十一味药材，等比例缩小 1/10，按照制剂工艺制成阴性样品约 20 g。按供试品溶液的制备方法制成阴性对照溶液。

4. 点样量及灵敏度试验

分别取对照药材 1 μL，阴性对照溶液 20 μL，供试品溶液 2 μL、5 μL、7 μL、10 μL、15 μL、20 μL、30 μL、40 μL 点样，依法展开，置紫外光灯（365 nm）下检视。结果表明，供试品溶液采取点样量为 20 μL 时展开情况最好，对照药材采取点样量为 1 μL 时展开情况最好，薄层色谱斑点清晰，方法可行，结果见图 4-4。

5. 鉴别结果

对 10 批生发片进行薄层鉴别，在供试品色谱中，与对照药材色谱相应的位置上显相同颜色的荧光斑点，见图 4-5。结果表明，该方法重现性好，能分别检出成品中墨旱莲对应的一个成分，阴性无干扰，故该薄层鉴别方法列入标准正文。

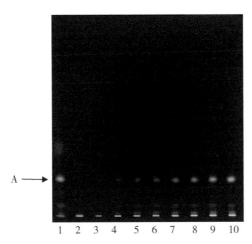

图 4 - 4 生发片中墨旱莲药材灵敏度试验薄层色谱图

固定相：青岛海洋化工有限公司制造硅胶 G 预制薄层板，温度 25 ℃，湿度 46%。

展开剂：正己烷—乙酸乙酯（9∶1）。

检视方法：置紫外光灯（365 nm）下检视。

特征斑点：A. 墨旱莲特征斑点，Rf 约为 0.4。

点样顺序：1. 墨旱莲对照药材溶液 1 μL；2. 墨旱莲阴性对照溶液 20 μL；3—10. 供试品 2 μL、5 μL、7 μL、10 μL、15 μL、20 μL、30 μL、40 μL。

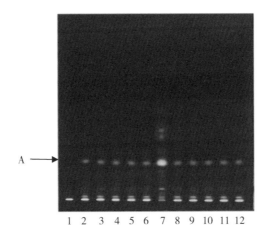

图 4 - 5 生发片中墨旱莲的薄层色谱图

固定相：青岛海洋化工有限公司制造硅胶 GF254 预制薄层板，温度 25 ℃，湿度 46%。

展开剂：正己烷—乙酸乙酯（9∶1）。

检视方法：置紫外光灯（365 nm）下检视。

特征斑点：A. 墨旱莲特征斑点，Rf 约为 0.4。

点样顺序：1. 墨旱莲阴性对照溶液 20 μL；2—6. 供试品溶液 20 μL（批号：1501001、1605001、1710062、1801003、1801004）；7. 墨旱莲对照药材溶液 1 μL；8—12. 供试品溶液 20 μL（批号：1801005、1807029、1807030、1811058、1811061）。

（三）本品中女贞子的薄层鉴别

1. 鉴别方法

按 2015 年版《中华人民共和国药典》（一部）"女贞子"【鉴别】（2）项下方法，以女贞子对照药材为检测指标，对生发片中女贞子进行薄层鉴别。取生发片 10 片，去糖衣，研细，取 2 g，加无水乙醇 25 mL，超声（功率 300 W，频率 40 kHz）30 min，过滤，滤液浓缩成 1 mL，取女贞子阴性对照 2 g，同"供试品溶液"制法，作为阴性对照溶液。取特女贞苷对照品适量，加甲醇配成每 1 mL 溶液含对照品 1 mg；分别取对照品溶液 5 μL，阴性对照溶液和供试品溶液 10 μL 点于同一硅胶 GF$_{254}$薄层板上，以乙酸乙酯—丙酮—甲酸—水（6∶3∶1∶1）为展开剂，展开 10 cm，取出，晾干，置紫外光灯（254 nm）下检视。

2. 结果

结果显示，在图 4-6 供试品色谱中，与特女贞苷对照品色谱相应的位置上有相同颜色条斑，但此条件下阴性对照有干扰，故此法暂不列入标准正文。

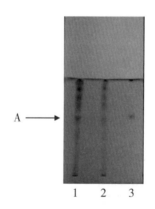

A →

1　2　3

图 4-6　生发片中女贞子药材薄层色谱图

固定相：青岛海洋化工有限公司制造硅胶 GF$_{254}$预制薄层板，温度 24 ℃，湿度 55%。

展开剂：乙酸乙酯—丙酮—甲酸—水（6∶3∶1∶1）。

检视方法：紫外光灯（254 nm）下检视。

点样顺序：1. 供试品溶液（批号：1807029）10 μL；2. 阴性对照溶液（缺女贞子）10 μL；3. 特女贞苷 5 μL。

（四）本品中地黄的薄层鉴别

1. 鉴别方法

参照 2015 年版《中华人民共和国药典》（一部）"地黄"【鉴别】（2）项下方法，以地黄对照药材为检测指标，对生发片中地黄进行薄层鉴别。取地黄对照药材 2 g，加甲醇 20 mL，加热回流 1 h，放冷，滤过，滤液浓缩至 5 mL，作为对照药材溶液；取生发片 10 片，除去糖衣，称取 2 g，加甲醇 20 mL，加热回流 1 h，放冷，滤过，滤液浓缩至 1 mL 作为供试品溶液；取地黄阴性对照 2 g，同"供试品溶液"制法，作为阴性对照溶液。吸取上述 3 种溶液各 5 μL，点于同一硅胶 G 薄层板上，以三氯甲烷—甲醇—水（14∶6∶1）为展开剂，展开，取出，晾干，喷以茴香醛试液，在 105 ℃加热至斑点显色清晰，紫外光灯（365 nm）下检视。

2. 结果

结果显示，在图 4－7 供试品色谱中，与对照药材色谱相应的位置上显相应的蓝色荧光斑点，但此条件下背景有干扰，专属性不强，故此法暂不列入标准正文。

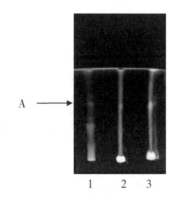

图 4－7 生发片中地黄药材薄层色谱图

固定相：青岛海洋化工有限公司制造硅胶 GF_{254} 预制薄层板，温度 29 ℃，湿度 63%。
展开剂：三氯甲烷—甲醇—水（14∶6∶1）。
检视方法：茴香醛试液 105 ℃加热显色，紫外光灯（365 nm）下检视。
点样顺序：1. 地黄对照药材 5 μL；2. 阴性对照溶液（缺地黄）5 μL；3. 供试品溶液（批号：1807029）5 μL。

（五）本品中黑枣的薄层鉴别

1. 鉴别方法

由于黑枣是大枣的炮制品，所以参照 2015 年版《中华人民共和国药典》（一部)"大枣"【鉴别】(2)项下方法，以大枣药材为检测指标，对生发片中黑枣进行薄层鉴别。取大枣对照药材 2 g，加石油醚（60～90 ℃）10 mL，浸泡 10 min，超声处理 10 min，滤过；弃去石油醚液，药渣晾干，加乙醚 20 mL，浸泡 1 h，超声处理 15 min，滤过；滤液浓缩至 2 mL，作为药材溶液；取生发片 20 片，去糖衣，称取 4 g，同"药材溶液"制法，作为供试品溶液；取黑枣阴性对照，研细，取 4 g，同"药材溶液"制法，作为阴性对照溶液。照薄层色谱法［2005 年版《中华人民共和国药典》（一部）附录 VI B］试验，吸取上述 3 种溶液各 10 μL，分别点于同一硅胶 G 薄层板上，以甲苯—乙酸乙酯—冰醋酸（14：4：0.5）为展开剂，展开，取出，晾干，喷以 10% 乙醇硫酸溶液，加热至斑点清晰，紫外光灯（365 nm）下检视。

2. 结果

结果显示，在图 4 - 8 中，紫外光灯（365 nm）下，供试品色谱中与对照药材色谱相应的位置上成品斑点不清晰，故此法暂不列入标准正文。

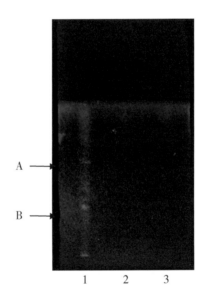

图 4 - 8　生发片中黑枣药材薄层色谱图

固定相：青岛海洋化工有限公司制造硅胶 GF_{254} 预制薄层板，温度 27 ℃，湿度 65%。

展开剂：甲苯—乙酸乙酯—冰醋酸（14：4：0.5）。

检视方法：10% 乙醇硫酸溶液 105 ℃加热显色，紫外光灯（365 nm）下检视。

点样顺序：1. 大枣对照药材 10 μL；2. 阴性对照溶液（缺黑枣）10 μL；3. 供试品溶液（批号：1807029）10 μL。

（六）本品中山药的薄层鉴别

1. 鉴别方法

按 2015 年版《中华人民共和国药典》（一部）"山药"【鉴别】（2）项下方法，以山药对照药材为检测指标，对生发片中山药进行薄层鉴别。取对照药材5 g，加二氯甲烷30 mL，加热回流2 h，滤过，滤液蒸干，残渣加二氯甲烷1 mL使溶解，作为对照药材溶液；取生发片20片，去糖衣，研细，取4 g，加25 mL二氯甲烷，加热回流2 h，滤过，滤液浓缩1 mL，作为供试品溶液；取山药阴性对照4 g，同"供试品溶液"制法，作为阴性对照溶液。吸取上述3种溶液各10 μL，点于同一硅胶 G 薄层板上，以乙酸乙酯—甲醇—浓氨试液（9∶1∶0.5）为展开剂，展开，取出，晾干，喷以10%磷钼酸乙醇溶液，在105 ℃加热至斑点显色清晰。

2. 结果

结果显示，在图4-9中，日光灯下，供试品色谱中与对照药材色谱相应的位置上成品斑点不清晰，故此法暂不列入标准正文。

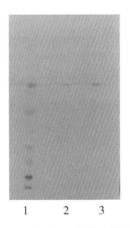

图4-9 生发片中山药药材薄层色谱图

固定相：青岛海洋化工有限公司制造硅胶 GF$_{254}$预制薄层板，温度32 ℃，湿度59%。

展开剂：乙酸乙酯—甲醇—浓氨试液（9∶1∶0.5）。

检视方法：10%磷钼酸乙醇溶液105 ℃加热显色，日光灯下检视。

点样顺序：1. 山药对照药材10 μL；2. 阴性对照溶液（缺山药）10 μL；3. 供试品溶液（批号：1807029）10 μL。

（七）本品中茯苓的薄层鉴别

1. 鉴别方法

按 2015 年版《中华人民共和国药典》（一部）"茯苓"【鉴别】（3）项下方法，以茯苓对照药材为检测指标，对生发片中茯苓进行薄层鉴别。取茯苓对照药材 1 g，加乙醚 50 mL，超声处理 10 min，滤过，滤液蒸干，残渣加甲醇 1 mL 使溶解，作为对照药材溶液；取生发片 10 片，去糖衣，研细，取 2 g，加 25 mL 乙醚，超声处理 10 min，滤过，滤液蒸干，残渣加甲醇 1 mL 使溶解，作为供试品溶液；取茯苓阴性对照 2 g，同"供试品溶液"制法，作为阴性对照溶液。吸取上述 3 种溶液各 15 μL，点于同一硅胶 G 薄层板上，以甲苯—乙酸乙酯—甲酸（20∶5∶0.5）为展开剂，展开，取出，晾干，喷以 2% 香草醛硫酸溶液—乙醇（4∶1）混合溶液，在 105 ℃加热至斑点显色清晰，紫外光灯（365 nm）下检视。

2. 结果

结果显示，在图 4-10 供试品色谱中，与对照药材色谱相应的位置上显相应的荧光斑点，但此条件下阴性有干扰，故此法暂不列入标准正文。

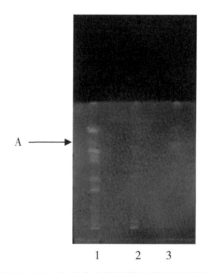

图 4-10　生发片中茯苓药材薄层色谱图

固定相：青岛海洋化工有限公司制造硅胶 GF$_{254}$ 预制薄层板，温度 29 ℃，湿度 63%。

展开剂：甲苯—乙酸乙酯—甲酸（20∶5∶0.5）。

检视方法：2% 香草醛硫酸溶液—乙醇（4∶1）混合溶液 105 ℃加热显色，紫外光灯（365 nm）下检视。

点样顺序：1. 茯苓对照药材 15 μL；2. 阴性对照溶液（缺茯苓）15 μL；3. 供试品溶液（批号：1807029）15 μL。

（八）本品中泽泻的薄层鉴别

1. 鉴别方法

参照 2015 年版《中华人民共和国药典》（一部）"泽泻"【鉴别】（2）项下方法，以泽泻对照药材为检测指标，对生发片中泽泻进行薄层鉴别。取泽泻对照药材2 g，加乙酸乙酯 20 mL，超声处理 30 min，滤过，滤液加于氧化铝柱（200～300 目，5 g，内径为 1 cm，干法装柱）上，用乙酸乙酯 10 mL 洗脱，收集洗脱液，蒸干，残渣加乙酸乙酯 1 mL 使溶解，作为对照药材溶液；取 20 片生发片，去糖衣，称取 5 g，加乙酸乙酯 20 mL，超声处理 30 min，滤过，滤液加于氧化铝柱（200～300 目，5 g，内径为 1 cm，干法装柱）上，用乙酸乙酯 10 mL 洗脱，收集洗脱液，蒸干，残渣加乙酸乙酯 1 mL 使溶解，作为供试品溶液；取阴性对照，研细，取5 g，同"供试品溶液"制法，作为阴性对照溶液。吸取对照药材溶液 5 μL，供试品与对照药材各10 μL，点于同一硅胶 G 薄层板上，以环己烷—乙酸乙酯（1∶1）为展开剂，展开，取出，晾干，喷以 5% 硅钨酸乙醇溶液，在 105 ℃加热至斑点显色清晰。

2. 结果

结果显示，在图 4 - 11 中，日光灯下，供试品色谱中与对照药材色谱相应的位置上成品斑点不清晰，故此法暂不列入标准正文。

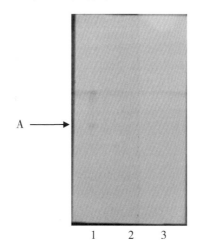

图 4 - 11　生发片中泽泻药材薄层色谱图

固定相：青岛海洋化工有限公司制造硅胶 GF$_{254}$ 预制薄层板，温度 28 ℃，湿度 63%。

展开剂：环己烷—乙酸乙酯（1∶1）。

检视方法：5% 硅钨酸乙醇溶液 105 ℃加热显色，日光灯下检视。

点样顺序：1. 泽泻对照药材 5 μL；2. 阴性对照溶液（缺泽泻）10 μL；3. 供试品溶液（批号：1807029）10 μL。

（九）本品中麦冬的薄层鉴别

1. 鉴别方法

参照 2015 年版《中华人民共和国药典》（一部）"麦冬"【鉴别】（2）项下方法，以麦冬对照药材为检测指标，对生发片中麦冬进行薄层鉴别。取本品 2 g，加三氯甲烷—甲醇（7：3）混合溶液 20 mL，浸泡 3 h，超声处理 30 min，放冷，滤过，滤液蒸干，残渣加三氯甲烷 1 mL 使溶解，作为对照药材溶液；取 20 片生发片，去糖衣，称取 4 g，三氯甲烷—甲醇（7：3）混合溶液 20 mL，浸泡 3 h，超声处理 30 min，放冷，滤过，滤液蒸干，残渣加三氯甲烷 1 mL 使溶解，作为供试品溶液；取阴性对照，研细，取 4 g，同"供试品溶液"制法，作为阴性对照溶液。吸取阴性对照、供试品与对照药材溶液各 15 μL，点于同一硅胶 GF$_{254}$ 薄层板上，以甲苯—甲醇—冰醋酸（80：5：15）为展开剂，展开，取出，晾干，置紫外光灯（254 nm）下检视。

2. 结果

结果显示，在图 4 - 12 中，供试品色谱与对照药材色谱相应的位置上显相应的荧光斑点，但此条件下阴性背景有干扰，故此法暂不列入标准正文。

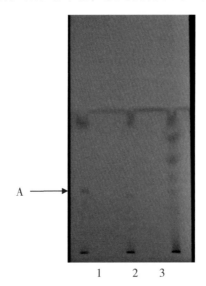

图 4 - 12　生发片中麦冬药材薄层色谱图

固定相：青岛海洋化工有限公司制造硅胶 GF$_{254}$ 预制薄层板，温度 22 ℃，湿度 68%。

展开剂：甲苯—甲醇—冰醋酸（80：5：15）。

检视方法：紫外光灯（254 nm）下检视。

点样顺序：1. 麦冬对照药材 15 μL；2. 阴性对照溶液（缺麦冬）15 μL；3. 供试品溶液（批号：1807029）15 μL。

【检查】

按 2015 年版《中华人民共和国药典》（四部）通则 0101 片剂项下规定，对 10 批生发片的重量差异进行检查，结果符合规定。

（一）重量差异

照重量差异检查法［2015 年版《中华人民共和国药典》（四部）通则 0101］，取供试品 20 片，精密称定总重量，求得平均片重后，再分别精密称定每片的重量，每片重量与平均片重比较（凡无含量测定的片剂或有标示片重的中药片剂，每片重量应与标示片重比较），超出重量差异限度不得多于 2 片，并不得有 1 片超出限度 1 倍。对 10 批生发片进行测定，结果见表 4-8，16 批样品的重量差异均符合规定。

表 4-8　生发片重量差异测定结果

批号	平均片重（g/片）	允许重量范围（g/片）	差异超出 ±5% 的片数	超出重量差异限度 1 倍的片数
1501001	0.3281	0.3117～0.3445	0	0
1605001	0.3289	0.3124～0.3453	0	0
1710062	0.3284	0.3120～0.3449	0	0
1801003	0.3285	0.3121～0.3449	0	0
1801004	0.3295	0.3131～0.3460	0	0
1801005	0.3280	0.3116～0.3445	0	0
1807029	0.3296	0.3131～0.3460	0	0
1807030	0.3288	0.3124～0.3453	0	0
1811058	0.3292	0.3128～0.3457	0	0
1811061	0.3293	0.3128～0.3457	0	0
1908001	0.3778	0.3589～0.3967	0	0
1908002	0.3839	0.3647～0.4031	0	0
1908003	0.3861	0.3668～0.4054	0	0
1908004	0.3812	0.3621～0.4003	0	0
1908005	0.3815	0.3624～0.4006	0	0
1908006	0.3791	0.3601～0.3981	0	0

（二）指纹图谱

1. 色谱条件的选择

（1）流动相：经过反复试验，使用甲醇(A)—0.1%磷酸溶液(B) 为流动相，流动相梯度见表4-9，此时色谱图中各色谱峰分离度较好，利于指纹图谱分析。

表4-9　流动相洗脱梯度

时间（min）	流动相 A（%）	流动相 B（%）
0～105	5→60	95→40

（2）检测波长：运用 DAD 检测器对样品在 190～400 nm 进行扫描，其 3D 紫外吸收图谱表明样品在 227 nm 有较多的吸收峰，故最后选用 227 nm 作为检测波长，尽可能多地检测生发片中的成分；3D 吸收谱见图 4-13。

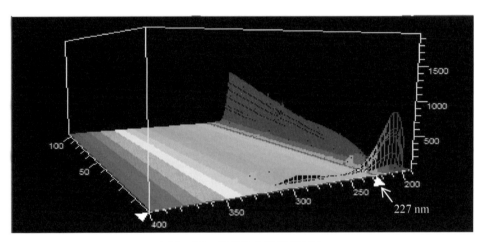

图4-13　紫外吸收光谱3D图

（3）色谱柱的选择：在其他色谱条件不变的情况下，分别考察了 Welch MLtimate XB-C$_{18}$（4.6 mm × 250 mm，5 μm）、Agilent ZORBAX Eclipse Plus C$_{18}$（4.6 mm ×250 mm，5 μm）、Hitachi High-Tech C$_{18}$（4.6 mm ×250 mm，5 μm）3 种不同厂家的色谱柱，各色谱峰的峰型良好，因此选用 C$_{18}$柱进行指纹图谱的检测，结果见图 4-14。

2. 样品的制备

（1）参照物溶液的制备：分别称取二苯乙烯苷、大豆苷、特女贞苷适量，加甲醇制成每 1 mL 含二苯乙烯苷 35 μg、大豆苷 10 μg、特女贞苷 85 μg 的混合对照品溶液。

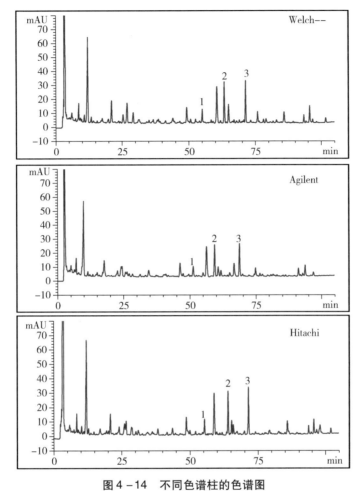

图4-14 不同色谱柱的色谱图

峰1：大豆苷，峰2：二苯乙烯苷，峰3：特女贞苷

（2）供试品溶液的制备：取生发片20片，去糖衣，研细，取约0.5 g，精密称定，置具塞锥形瓶中，精密加入甲醇10 mL，称定重量，超声处理（功率300 W，频率40 kHz）30 min，放冷，再称定重量，用甲醇补足减失的重量，摇匀，过0.45 μm滤膜，取续滤液，即得。

3．专属性试验

空白溶剂为甲醇溶液，进样即得空白溶剂色谱图。

取生发片（批号：1801003）、辅料按"供试品溶液的制备"项下方法制备，用相同的色谱条件进行分析，结果见图4-15。10个共有色谱峰的鉴定均不受溶剂及辅料等因素干扰，具有良好的专属性。

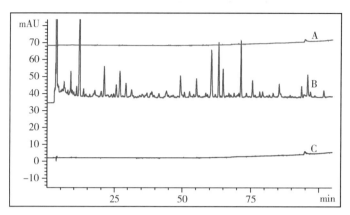

图 4 - 15 生发片指纹图谱专属性试验
A：空白溶剂，B：生发片，C：辅料

4. 精密度试验

精密称取同一批生发片（批号：1801003），按上述色谱条件，于高效液相色谱仪上连续进样 6 次，记录色谱图。采用"中药色谱指纹图谱相似度评价系统" 2012.1 版进行评价，结果见表 4 - 10、图 4 - 16。供试品指纹图谱与对照指纹图谱的相似度均为 1.00，表明仪器精密度好。

表 4 - 10 生发片精密度试验相似度评价结果

次数	1	2	3	4	5	6	对照指纹图谱
1	1.000	1.000	1.000	1.000	1.000	1.000	1.000
2	1.000	1.000	1.000	1.000	1.000	1.000	1.000
3	1.000	1.000	1.000	1.000	1.000	1.000	1.000
4	1.000	1.000	1.000	1.000	1.000	1.000	1.000
5	1.000	1.000	1.000	1.000	1.000	1.000	1.000
6	1.000	1.000	1.000	1.000	1.000	1.000	1.000
对照指纹图谱	1.000	1.000	1.000	1.000	1.000	1.000	1.000

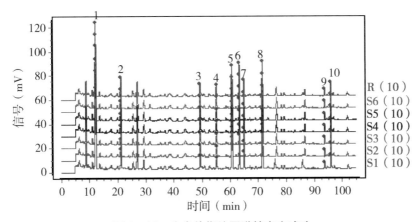

图4-16 生发片指纹图谱精密度试验

R：对照指纹图谱；S1～S6：精密度1—6

5. 中间精密度

分别考察不同分析人员、不同日期、不同设备对精密度的影响。

两人分别取同一批生发片（批号：1801003），按"供试品溶液的制备"项下平行制样两份，按上述色谱条件分别进样。在不同日期分别取同一批生发片（批号：1801003），平行两份，按"供试品溶液的制备"项下方法处理，按上述色谱条件分别进样。取同一批生发片（批号：1801003），平行两份，按"供试品溶液的制备"项下方法处理，按上述色谱条件在不同仪器分别进样。

采用"中药色谱指纹图谱相似度评价系统"2012.1版进行评价，结果见表4-11至表4-13、图4-17至图4-19。结果表明，在不同分析人员、不同日期、不同设备等因素下，供试品指纹图谱与对照指纹图谱的相度均大于0.90，表明方法中间精密度好。

表4-11 生发片不同日期试验相似度评价结果

不同日期	2018.12.25	2018.12.26	对照指纹图谱
2018.12.25	1.000	1.000	1.000
2018.12.26	1.000	1.000	1.000
对照指纹图谱	1.000	1.000	1.000

表4-12 生发片不同人员试验相似度评价结果

不同人员	A	B	对照指纹图谱
A	1.000	1.000	1.000
B	1.000	1.000	1.000
对照指纹图谱	1.000	1.000	1.000

表4-13 生发片不同设备试验相似度评价结果

不同设备	Agilent	Dionex	对照指纹图谱
Agilent	1.000	0.995	1.000
Dionex	0.995	1.000	0.996
对照指纹图谱	1.000	0.996	1.000

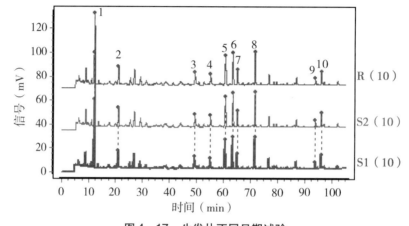

图4-17 生发片不同日期试验

R：对照指纹图谱；S1：2018.12.25；S2：2018.12.26。

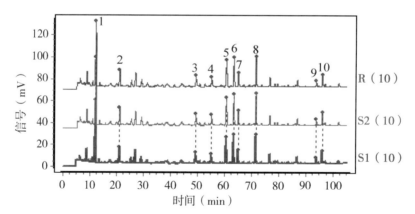

图4-18 生发片不同人员试验

R：对照指纹图谱；S1：A；S2：B。

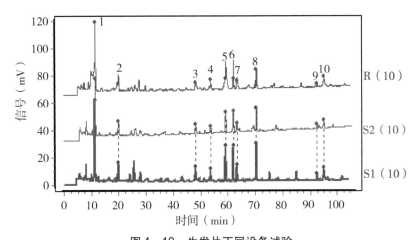

图 4 - 19　生发片不同设备试验

R：对照指纹图谱；S1：Agilent；S2：Dionex。

表 4 - 14　生发片稳定性试验相似度评价结果

时间（h）	0	2	8	24	26	48	对照指纹图谱
0	1.000	1.000	1.000	1.000	1.000	1.000	1.000
2	1.000	1.000	1.000	1.000	1.000	1.000	1.000
8	1.000	1.000	1.000	1.000	1.000	1.000	1.000
24	1.000	1.000	1.000	1.000	1.000	1.000	1.000
26	1.000	1.000	1.000	1.000	1.000	1.000	1.000
48	1.000	1.000	1.000	1.000	1.000	1.000	1.000
对照指纹图谱	1.000	1.000	1.000	1.000	1.000	1.000	1.000

6. 稳定性试验

精密称取同一批生发片（批号：1801003），按上述色谱条件进行分析，分别在 0 h、2 h、8 h、24 h、26 h、48 h 进样，记录色谱图。采用"中药色谱指纹图谱相似度评价系统"2012.1 版进行评价，结果见表 4 - 14、图 4 - 20。供试品指纹图谱与对照指纹图谱的相似度均为 1.00，表明供试品溶液放置 48 h 内稳定。

7. 重复性试验

精密称取同一批生发片（批号：1801003），平行 6 份，按"供试品溶液的制备"项下方法制备，按上述色谱条件分别进样，记录色谱图，采用"中药色谱指纹图谱相似度评价系统"2012.1 版进行评价，结果见表 4 - 15、图 4 - 21。供试品指纹图谱与对照指纹图谱的相似度均为 1.00，表明方法重复性好。

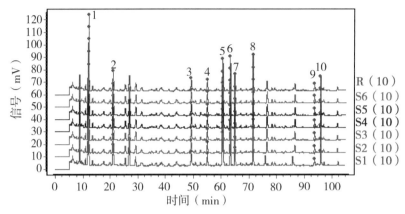

图 4 -20　生发片指纹图谱稳定性试验

R：对照指纹图谱；S1 ~ S6：0 h、2 h、8 h、24 h、26 h、48 h

表 4 -15　生发片重复性试验相似度评价结果

次数	1	2	3	4	5	6	对照指纹图谱
1	1.000	1.000	1.000	1.000	1.000	1.000	1.000
2	1.000	1.000	1.000	1.000	1.000	1.000	1.000
3	1.000	1.000	1.000	1.000	1.000	0.999	1.000
4	1.000	1.000	1.000	1.000	1.000	1.000	1.000
5	1.000	1.000	1.000	1.000	1.000	1.000	1.000
6	1.000	1.000	0.999	1.000	1.000	1.000	1.000
对照指纹图谱	1.000	1.000	1.000	1.000	1.000	1.000	1.000

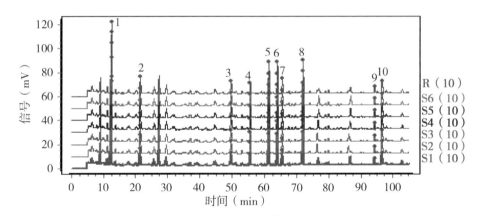

图 4 -21　生发片指纹图谱重复性试验

R：对照指纹图谱；S1 ~ S6：重复性试验 1 - 6。

8. 耐用性

取同一批号生发片供试品（批号：1801003），分别使用 Welch MLtimate XB-C$_{18}$（4.6 mm × 250 mm，5 μm）、Agilent Zorbax Eclipse Plus C$_{18}$（4.6 mm × 250 mm，5 μm）、Hitachi High-Ted Lachrom C$_{18}$（4.6 mm × 250 mm，5 μm）3 种型号的色谱柱，记录色谱图。

采用"中药色谱指纹图谱相似度评价系统"2012.1 版进行评价，结果见表 4 - 16、图 4 - 22。供试品指纹图谱与对照指纹图谱的相似度均大于 0.99，表明该方法耐用性好。

表 4 - 16　生发片耐用性试验相似度评价结果

色谱柱	Welch	Agilent	Hitachi	对照指纹图谱
Welch	1.000	0.995	0.997	0.999
Agilent	0.995	1.000	0.994	0.998
Hitachi	0.997	0.994	1.000	0.998
对照指纹图谱	0.999	0.998	0.998	1.000

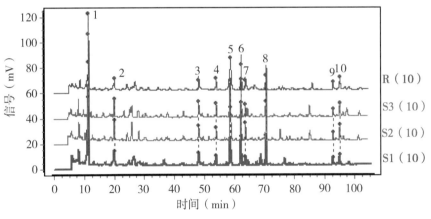

图 4 - 22　生发片指纹图谱耐用性试验

R：对照指纹图谱，S1：Welch 柱，S2：Agilent 柱，S3：Hitachi 柱。

9. 指纹图谱的构建

分别取不同批号的生发片，按"供试品溶液的制备"项下方法制备 20 份供试品溶液，依法测定，得到 20 批生发片的色谱叠加图（图 4 - 23）。采用"中药色谱指纹图谱相似度评价系统"2012 版对 20 批生发片进行模式识别，通过平均数法获得生发片 HPLC 指纹图谱的共有模式，建立对照指纹图谱，见图 4 - 24。供试品指纹图谱与对照指纹图谱的相似度均大于 0.95（表 4 – 17），表明 20 批生发片相关性好。

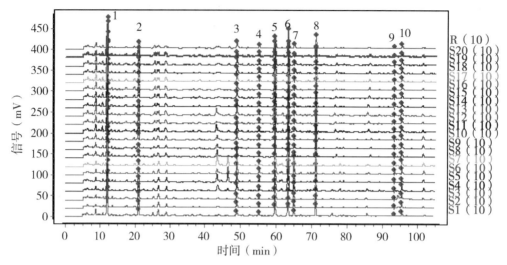

图 4 – 23　20 批生发片 HPLC 指纹图谱

R：对照指纹图谱；S1 ～ S20：批号分别为 1801003、1801004、1801005、1807029、1807030、1811058、1811061、1908001、1908002、1908003、20020005、20030010、20030011、20030013、20030014、20030015、20030016、20030017、20030018、20040019。

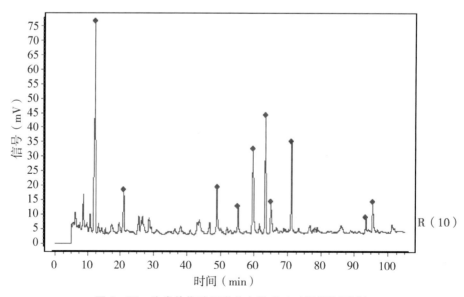

图 4 – 24　生发片指纹图谱共有模式（对照指纹图谱）

表4-17 20批生发相似度评价结果

编号	S1	S2	S3	S4	S5	S6	S7	S8	S9	S10	S11	S12	S13	S14	S15	S16	S17	S18	S19	S20	对照指纹图谱
S1	1.000	0.998	0.996	0.939	0.984	0.965	0.971	0.986	0.974	0.981	0.951	0.943	0.939	0.937	0.958	0.954	0.974	0.948	0.946	0.957	0.982
S2	0.998	1.000	0.998	0.919	0.982	0.956	0.963	0.979	0.965	0.969	0.950	0.937	0.936	0.933	0.953	0.950	0.970	0.937	0.941	0.951	0.976
S3	0.996	0.998	1.000	0.916	0.973	0.946	0.961	0.971	0.954	0.964	0.933	0.925	0.924	0.916	0.946	0.941	0.962	0.927	0.924	0.946	0.968
S4	0.939	0.919	0.916	1.000	0.946	0.977	0.980	0.968	0.971	0.981	0.920	0.933	0.931	0.927	0.933	0.927	0.944	0.966	0.936	0.927	0.966
S5	0.984	0.982	0.973	0.946	1.000	0.988	0.977	0.996	0.990	0.985	0.965	0.941	0.948	0.952	0.950	0.946	0.969	0.952	0.965	0.939	0.985
S6	0.965	0.956	0.946	0.977	0.988	1.000	0.990	0.992	0.990	0.988	0.951	0.934	0.944	0.945	0.938	0.933	0.954	0.958	0.958	0.923	0.980
S7	0.971	0.963	0.961	0.980	0.977	0.990	1.000	0.986	0.977	0.984	0.940	0.934	0.947	0.934	0.945	0.938	0.956	0.958	0.945	0.933	0.980
S8	0.986	0.979	0.971	0.968	0.996	0.992	0.986	1.000	0.994	0.996	0.963	0.949	0.953	0.954	0.957	0.953	0.975	0.966	0.967	0.949	0.991
S9	0.974	0.965	0.954	0.971	0.990	0.990	0.977	0.994	1.000	0.993	0.969	0.959	0.954	0.968	0.961	0.957	0.976	0.974	0.974	0.952	0.990
S10	0.981	0.969	0.964	0.981	0.985	0.988	0.984	0.996	0.993	1.000	0.953	0.952	0.950	0.950	0.958	0.953	0.975	0.972	0.963	0.954	0.989
S11	0.951	0.950	0.933	0.920	0.965	0.951	0.940	0.963	0.969	0.953	1.000	0.988	0.989	0.996	0.987	0.988	0.987	0.980	0.996	0.975	0.984
S12	0.943	0.937	0.925	0.933	0.941	0.934	0.934	0.949	0.959	0.952	0.988	1.000	0.990	0.993	0.997	0.998	0.992	0.993	0.989	0.993	0.982
S13	0.939	0.936	0.924	0.931	0.948	0.944	0.947	0.953	0.954	0.950	0.989	0.990	1.000	0.989	0.991	0.990	0.985	0.987	0.991	0.979	0.981
S14	0.937	0.933	0.916	0.927	0.952	0.945	0.934	0.954	0.968	0.950	0.996	0.993	0.989	1.000	0.988	0.989	0.987	0.996	0.996	0.977	0.981
S15	0.958	0.953	0.946	0.933	0.950	0.938	0.945	0.957	0.961	0.958	0.987	0.997	0.991	0.988	1.000	1.000	0.996	0.991	0.986	0.997	0.987
S16	0.954	0.950	0.941	0.927	0.946	0.933	0.938	0.953	0.957	0.953	0.988	0.998	0.990	0.989	1.000	1.000	0.995	0.989	0.986	0.997	0.984
S17	0.974	0.970	0.962	0.944	0.969	0.954	0.956	0.975	0.976	0.975	0.987	0.992	0.985	0.987	0.996	0.995	1.000	0.989	0.988	0.994	0.994
S18	0.948	0.937	0.927	0.966	0.952	0.958	0.958	0.966	0.974	0.972	0.980	0.993	0.987	0.996	0.991	0.989	0.989	1.000	0.988	0.985	0.989
S19	0.946	0.941	0.924	0.936	0.965	0.958	0.945	0.967	0.974	0.963	0.996	0.989	0.991	0.996	0.986	0.986	0.988	0.988	1.000	0.975	0.987
S20	0.957	0.951	0.946	0.927	0.939	0.923	0.933	0.949	0.952	0.954	0.975	0.993	0.979	0.977	0.997	0.997	0.994	0.985	0.975	1.000	0.980
对照指纹图谱	0.982	0.976	0.968	0.966	0.985	0.980	0.980	0.991	0.990	0.989	0.984	0.982	0.981	0.981	0.987	0.984	0.994	0.989	0.987	0.980	1.000

10. 指纹图谱共有峰的指认和归属

（1）溶液的制备。对照品溶液的制备：分别称取二苯乙烯苷、大豆苷、特女贞苷、23-乙酰泽醇 B、毛蕊花糖苷、蟛蜞菊内酯、芍药苷、大豆苷元、丹皮酚对照品适量，置于同一容量瓶中，加甲醇制成每 1 mL 含二苯乙烯苷、大豆苷、特女贞苷、23-乙酰泽醇 B、毛蕊花糖苷、蟛蜞菊内酯、芍药苷、大豆苷元、丹皮酚各 50 μg 的混合对照品溶液。

供试品溶液的制备：取生发片 20 片，除去糖衣，研细，取约 0.5 g，精密称定，置具塞锥形瓶中，精密加入甲醇 10 mL，称定重量，超声处理（功率 300 W，频率 40 kHz）30 min，放冷，再称定重量，用甲醇补足减失的重量，摇匀，过 0.45 μm 滤膜，取续滤液，即得。

对照药材溶液的制备：分别取何首乌、女贞子、黑豆、墨旱莲、牡丹皮、地黄、茯苓、泽泻、麦冬、大枣和黑豆对照药材 0.25 g，精密称定，精密称定，置具塞锥形瓶中，精密加入甲醇 10 mL，称定重量，超声处理（功率 300 W，频率 40 kHz）30 min，放冷，再称定重量，用甲醇补足减失的重量，摇匀，滤过，取续滤液，即得。

（2）测定法。色谱柱：Welch MLtimate XB-C$_{18}$（4.6 mm×250 mm，5 μm），柱温：25 ℃，流动相：甲醇(A)—0.1%磷酸(B)，梯度洗脱程序见表 4-18。流速：1 mL/min；进样量：10 μL；柱温：25 ℃；波长：227 nm。

表 4-18　流动相洗脱梯度

时间（min）	流动相 A（%）	流动相 B（%）
0～105	5→60	95→40

（3）指纹图谱共有峰的指认和归属。取 10 个批号的生发片供试品溶液，按照"供试品溶液的制备"项下色谱条件进行 HPLC 分析，记录 HPLC 色谱图，对 10 批生发片的色谱图进行分析，其中有 10 个色谱峰稳定重现。

对混合对照品溶液、生发片供试品溶液及对照药材溶液进行检测，通过分析各共有峰与对照品、对照药材、紫外光谱图比对及文献检索，对指纹图谱的共有峰进行指认和归属。结果表明，何首乌、女贞子、牡丹皮、墨旱莲和黑豆五味药材的色谱图含有较多色谱峰，其他药材的色谱图含有很少色谱峰甚至没有（图 4-25）。结合生发片的生产工艺、各药材的化学成分及其化学性质分析，地黄主要含有的环烯醚萜苷类成分（如梓醇）、泽泻主要含有的三萜类（如 23-乙酰泽泻醇 B）与黑枣主要含有的三萜类（如齐墩果酸、白桦脂酸）性质不稳定，遇热易分解。该色谱条件不适用于检测山药、茯苓、桑椹主要含有的多糖与麦冬主要含有的甾体皂苷类成分。而何首乌、女贞子、牡丹皮、墨旱莲和黑豆五味药材含有较多易溶于水、化学性质较稳定的成分。所以色谱峰主要出现在何首乌、女贞子、牡丹皮、墨旱莲和黑豆这五味药材。

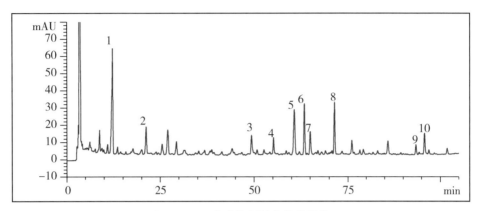

图 4 -25 生发片 HPLC 指纹图谱

与对照药材色谱图对比得出 10 个共有峰分别归属于何首乌、女贞子、牡丹皮、墨旱莲和黑豆五味药材。1 号峰归属牡丹皮，2 号峰归属于墨旱莲，3 号、5 号、10 号峰归属于牡丹皮，4 号、7 号峰归属于黑豆，6 号峰归属于何首乌，8 号、9 号峰归属于女贞子。

与混合对照品色谱图对比得出 3 号峰为芍药苷，4 号峰为大豆苷，6 号峰为二苯乙烯苷，8 号峰为特女贞苷，色谱图见图 4 -26。结合紫外光谱图及参考文献，推断出 1 号峰为没食子酸[1]，2 号峰为原儿茶酸[2,3]，5 号、10 号峰与 3 号峰芍药苷的光谱图相似，因此推测为单帖苷类化合物[4]，7 号峰为异黄酮类化合物[5]，

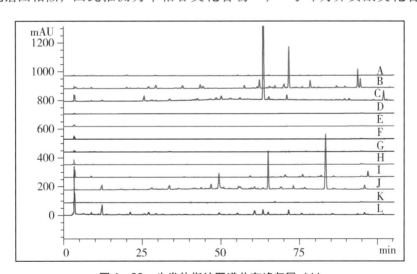

图 4 -26 生发片指纹图谱共有峰归属 （1）

A：黑豆；B：女贞子；C：何首乌；D：茯苓；E：山药；F：麦冬；G：泽泻；H：大枣；I：墨旱莲；J：牡丹皮；K：地黄；L：生发片

9 号峰为裂环环烯醚萜类化合物[6]。利用 LC-MS 技术鉴别这 10 个峰的成分，结果见图 4-27、图 4-28、表 4-18。其中，因 6 号峰稳定性好、分离度高，且为君药何首乌的活性成分二苯乙烯苷，因此选择该峰为参照峰。

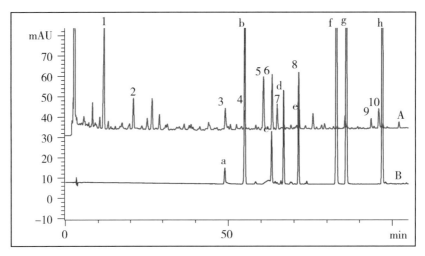

图 4-27　生发片指纹图谱共有峰归属（2）

A：生发片；B：混合对照品；a：芍药苷；b：大豆苷；c：二苯乙烯苷；d：毛蕊花糖苷；e：特女贞苷；f：丹皮酚；g：大豆苷元；h：蟛蜞菊内酯

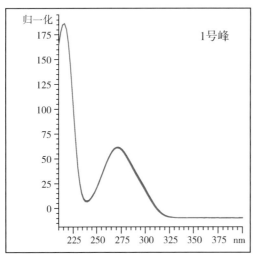

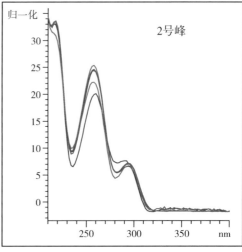

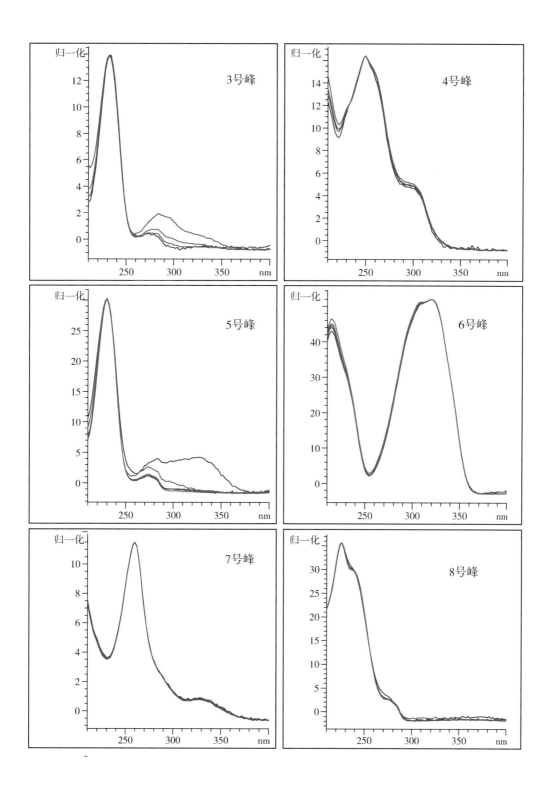

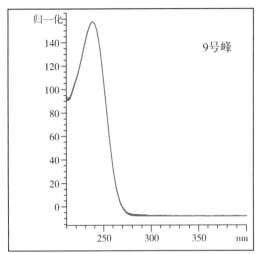 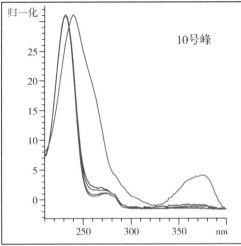

图 4-28　生发片指纹图谱共有峰紫外光谱

表 4-18　生发片共有峰的归属

No.	化合物	峰归属
1	没食子酸	何首乌/牡丹皮
2	原儿茶酸	何首乌、女贞子、墨旱莲、牡丹皮、黑豆、茯苓
3	芍药苷	牡丹皮
4	大豆苷	黑豆
5	Suffruticoside C 或异构体	牡丹皮
6	二苯乙烯苷	何首乌
7	染料木苷	黑豆
8	特女贞苷	女贞子
9	女贞苷 G13 或异构体	女贞子
10	苯甲酰芍药苷	牡丹皮

11. 指纹图谱的验证

分别取 8 批生发片，按"供试品溶液的制备"项下方法制备 8 份供试品溶液，依法测定，得到 8 批生发片的色谱叠加图（图 4-29）。取本节"9. 指纹图谱的构建"的对照指纹图谱做对照指纹图谱。采用"中药色谱指纹图谱相似度评价系统"2012.1 版进行评价，结果供试品指纹图谱与对照指纹图谱的相似度均大于 0.95，表明从投料药材到成品的生产工艺较稳定，但超出有效期的两批生发片 1501001、1605001 与对照指纹图谱的相似度降低，低于 0.90；有效期内 6 批生发片相似度良好，大于 0.95（表 4-19）。建议：供试品指纹图谱中应分别呈现与参照物色谱峰保留时间相同的色谱峰。按中药色谱指纹图谱相似度评价系统计算，供试品指纹图谱与对照指纹图谱的相似度不得低于0.90。

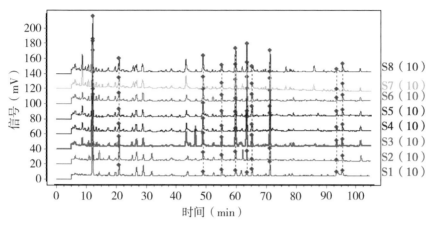

图 4-29 生发片 HPLC 指纹图谱验证

S1—S8：批号分别为 1501001、1605001、1710062、1908004、1908005、1908006、20020003、20020004。

表 4-19 8 批生发片 HPLC 指纹图谱验证相似度评价结果

批号	对照指纹图谱	S1	S2	S3	S4	S5	S6	S7	S8
对照指纹图谱	1.000	0.895	0.873	0.980	0.969	0.972	0.951	0.979	0.982
S1	0.895	1.000	0.959	0.940	0.953	0.911	0.964	0.811	0.837
S2	0.873	0.959	1.000	0.921	0.954	0.928	0.965	0.780	0.801
S3	0.980	0.940	0.921	1.000	0.990	0.988	0.977	0.923	0.938
S4	0.969	0.953	0.954	0.990	1.000	0.980	0.995	0.912	0.927
S5	0.972	0.911	0.928	0.988	0.980	1.000	0.961	0.909	0.920
S6	0.951	0.964	0.965	0.977	0.995	0.961	1.000	0.892	0.904
S7	0.979	0.811	0.780	0.923	0.912	0.909	0.892	1.000	0.992
S8	0.982	0.837	0.801	0.938	0.927	0.920	0.904	0.992	1.000

【含量测定】

（一）测定成分的选择依据

何首乌为处方中的君药，何首乌化学成分包括蒽醌类、二苯乙烯类、磷脂类、酚类、黄酮类等。其中，蒽醌类是其可能的毒性成分和毒性表达的主要物质基础，具有抗衰老、提高免疫、促进造血细胞生长、抗菌抗炎等作用；二苯乙烯苷是何首乌的主要化学成分和活性成分，是何首乌发挥功效的主要物质基础[7]。二苯乙烯苷具有良好的水溶性，同时具有抗氧化清除自由基的功能。女贞子为处方中的臣药，用量较大，主要有萜类、黄酮类、苯乙醇苷类、挥发油、脂肪酸等成分。萜类和苯乙醇苷类是其中含量高且药效活性研究集中的成分；主要萜类成分包括齐墩果酸、熊果酸、特女贞苷、女贞苷 G13、女贞苷等；特女贞苷为主要的水溶性萜类化合物[8]。故标准中测定以二苯乙烯苷计的何首乌含量及以特女贞苷计的女贞子含量，对生发片进行质量控制。

（二）色谱条件选择

1. 生发片中二苯乙烯苷含量测定的色谱条件选择

二苯乙烯苷（图 4 – 30）是何首乌中特有的生物活性成分，具有良好的水溶性，同时具有抗氧化清除自由基的功能[7]。2015 年版《中华人民共和国药典》（一部）第 176 页何首乌药材采用 HPLC 法测定其中二苯乙烯苷的含量，故本标准对采用 HPLC 法测定二苯乙烯苷的含量进行了研究。

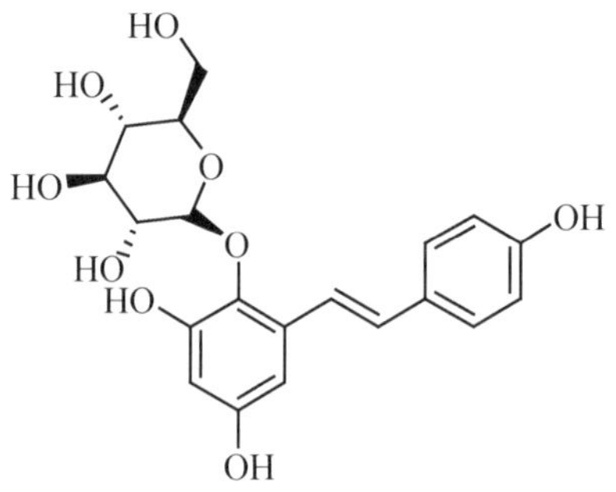

分子式：$C_{20}H_{22}O_9$　分子量：406.38

图 4 – 30　二苯乙烯苷结构

（1）色谱柱选择。根据二苯乙烯苷的结构特征，其为糖苷类物质，具有多羟基结构，故选用 C_{18} 柱进行分离比较合适。曾对比 Welch MLtimate XB-C_{18}（4.6 mm × 250 mm，5 μm）、Agilent ZORBAX Eclipse Plus C_{18}（4.6 mm ×250 mm，5 μm）、Hitachi High-Tech C_{18}（4.6 mm ×250 mm，5 μm），均可用来分析本品（图 4 –31 至图 4 –33、表 4 –20）。

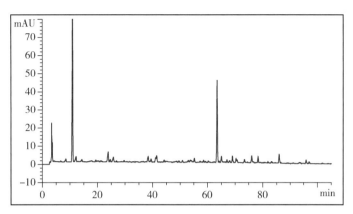

图 4 -31　Welch MLtimate XB-C$_{18}$ （4. 6 mm ×250 mm, 5 μm）色谱柱

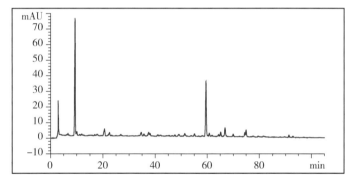

图 4 -32　Agilent ZORBAX Eclipse Plus C$_{18}$ （4. 6 mm ×250 mm, 5 μm）色谱柱

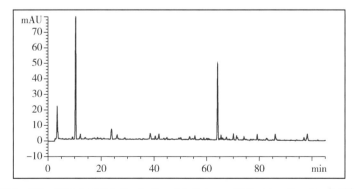

图 4 -33　Hitachi High-Tech C$_{18}$ （4. 6 mm ×250 mm, 5 μm）色谱柱

表 4 - 20   不同色谱柱分离效果比较

色谱柱	理论板数	分离度	保留时间（min）
Welch MLtimate XB-C₁₈	839. 79816	3. 03	63. 396
Agilent ZORBAX Eclipse Plus C₁₈	800. 67017	2. 19	59. 511
Hitachi High-Tech C₁₈	845. 90015	2. 87	64. 131

（2）流动相选择。2015 年版《中华人民共和国药典》（一部）第176页中，测定何首乌药材中二苯乙烯苷含量的高效液相色谱法，以乙腈—水（25：75）为流动相，本品在此条件下的供试品色谱中，二苯乙烯苷与杂质峰分不开。因此，比较了乙腈—0.2% 甲酸（编号01）、甲醇—0.2% 甲酸（编号02）、甲醇—0.1% 磷酸（编号03）等流动相，洗脱梯度见表4 - 21 至表4 - 23。根据供试品色谱中二苯乙烯苷与杂质的分离情况、出峰时间及基线情况，最终选定以甲醇—0.1% 磷酸作为流动相（图4 - 34）。

表 4 - 21   流动相（编号01）洗脱梯度

时间（min）	乙腈（%）	0.2% 甲酸（%）
0 ~ 90	5→30	95→70

表 4 - 22   流动相（编号02）洗脱梯度

时间（min）	甲醇（%）	0.2% 甲酸（%）
0 ~ 90	5→55	95→45

表 4 - 23   流动相（编号03）洗脱梯度

时间（min）	甲醇（%）	0.1% 磷酸（%）
0 ~ 90	5→60	95→40

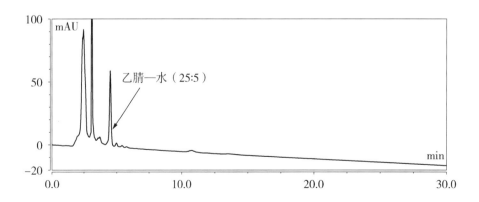

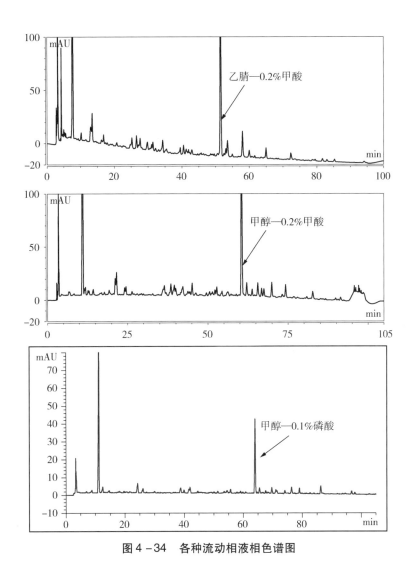

图 4-34　各种流动相液相色谱图

（3）流速的选择。实验中对比了 3 种不同流速，分别为 0.8 mL/min、1.0 mL/min、1.2 mL/min。结果（图 4-35、表 4-24）显示：流速 1.0～1.2 mL/min 均可使用。流速为 1.0 mL/min 时，二苯乙烯苷与前后色谱峰分离度符合药典要求，且理论塔板数比流速为 1.2 mL/min 多，所以确定流速为 1.0 mL/min。

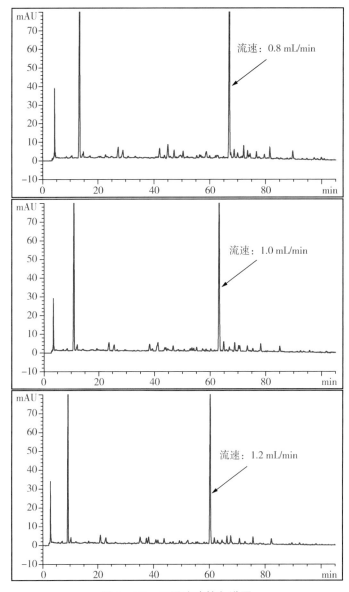

图 4 - 35 不同流速的色谱图

表 4 - 24 不同流速分离效果比较

流速（mL/min）	保留时间（min）	分离度	对称性	理论塔板数
0.8	66.901	1.42	0.99	292560
1.0	63.171	3.17	0.99	240284
1.2	60.247	2.96	0.97	223720

（4）供试品溶液的制备。为了减少杂质的干扰，需要把本品的糖衣去除，选用100%甲醇提取。实验中对比了3种提取时间，分别为15 min、30 min、45 min。其中，30 min提取时间峰面积与45 min提取时间相差不大，所以确定提取时间定为30 min（图4 - 36、表4 - 25）。

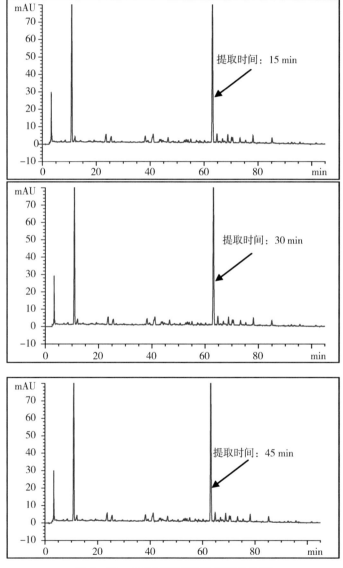

图4 - 36　不同提取时间色谱图的比较

表 4 - 25　不同提取时间效果比较

时间（min）	保留时间（min）	峰面积	分离度	对称性	理论板数
15	63. 156	1740. 56531	3. 20	0. 99	244595
30	63. 171	1803. 77527	3. 17	0. 99	240284
45	63. 213	1823. 71729	3. 14	0. 99	235413

（5）检测波长选择。取二苯乙烯苷对照品的甲醇溶液测定紫外吸收光谱，二苯乙烯苷对照品的最大吸收波长为 318. 87 nm（图 4 - 37）。2015 年版《中华人民共和国药典》（一部）第 176 页何首乌药材【含量测定】中二苯乙烯苷选择 320 nm 为检测波长，根据国家计量检定规程对二极管阵列检测器波长示值最大允许误差为 ±2 nm，故选择 320 nm 为检测波长。

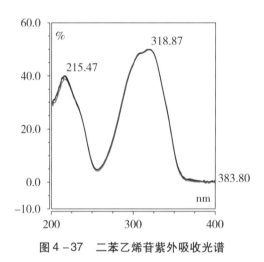

图 4 - 37　二苯乙烯苷紫外吸收光谱

（6）柱温的选择。实验中对比了柱温为 25 ℃、30 ℃时二苯乙烯苷的分离效果，两种柱温下二苯乙烯苷均与其他色谱峰分离良好（表 4 - 26、图 4 - 38），故选取室温测定即可。

表 4 - 26　不同柱温分离效果比较

温度（℃）	保留时间（min）	峰面积	分离度	对称性	理论板数
25	63. 171	1803. 77527	5. 71	0. 99	240284
30	60. 218	1901. 06372	8. 23	0. 99	233482

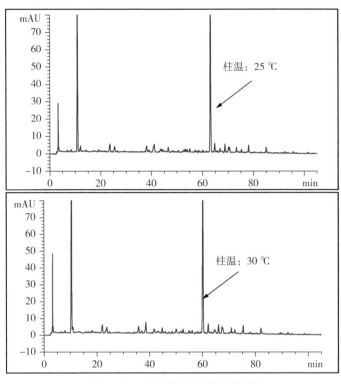

图 4 - 38 不同柱温色谱图的比较

2. 生发片中特女贞苷含量测定的色谱条件选择

特女贞苷（图 4 - 39）是女贞子的专属性成分之一，其药理活性明确，为水溶性成分[5]。2015 年版《中华人民共和国药典》（一部）第 46 页女贞子药材采用 HPLC 法测定其中特女贞苷的含量，故本标准对采用 HPLC 法测定特女贞苷的含量进行了研究。

（1）检测波长选择。2015 年版《中华人民共和国药典》（一部）第 46 页女贞子药材【含量测定】中特女贞苷选择 224 nm 为检测波长，流动相为甲醇—水；依据特女贞苷对照品在甲醇—0.1% 磷酸溶液中 DAD 检测器测定的紫外吸收光谱（图 4 - 40），特女贞苷对照品的最大吸收波长为 227.23 nm，故选择最大吸收波长 227 nm 为检测波长。

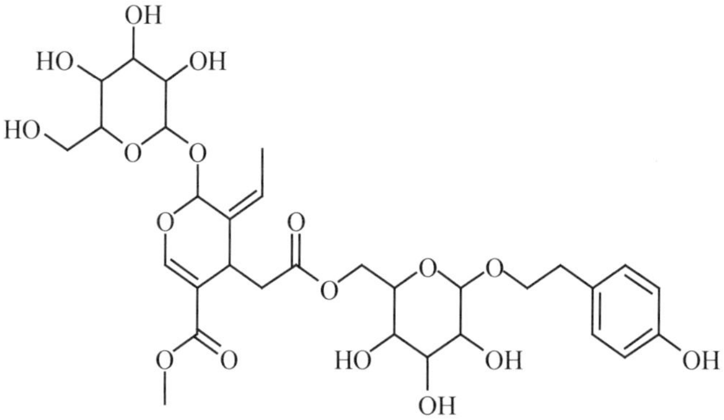

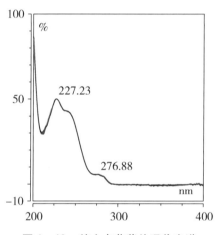

分子式：$C_{31}H_{42}O_{17}$；分子量：686.62

图 4-39 特女贞苷结构式

图 4-40 特女贞苷紫外吸收光谱

（2）色谱柱选择。实验中除波长外，流动相、洗脱梯度、样品制备方法、流速、柱温等色谱条件均采用"生发片中二苯乙烯苷含量测定的色谱条件选择"的色谱条件，参考文献研究并根据特女贞苷的结构特征，选用 C_{18} 柱来进行分离比较合适。曾对比 Welch MLtimate XB-C_{18}（4.6 mm × 250 mm，5 μm）、Agilent ZORBAX Eclipse Plus C_{18}（4.6 mm × 250 mm，5 μm）、Hitachi High-Tech C_{18}（4.6 mm × 250 mm，5 μm），均可用来分析本品。结果见表 4-27、图 4-41。

表 4 - 27　不同色谱柱分离效果比较

色谱柱	理论板数	分离度	保留时间（min）
Welch MLtimate XB-C$_{18}$	537.63629	4.77	71.418
Agilent ZORBAX Eclipse Plus C$_{18}$	504.69257	3.30	68.782
Hitachi High-Tech C$_{18}$	617.40533	2.62	71.564

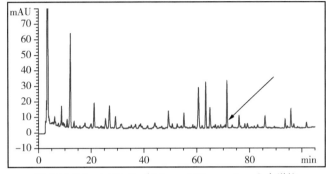

Welch MLtimate XB-C$_{18}$（4.6 mm×250 mm，5 μm）色谱柱

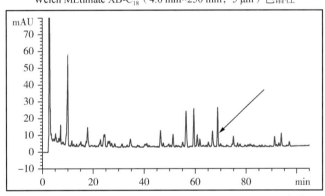

Agilent ZORBAX Eclipse Plus C$_{18}$（4.6 mm×250 mm，5 μm）色谱柱

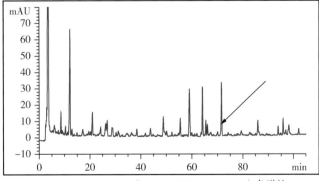

Hitachi High-Tech C$_{18}$（4.6 mm×250 mm，5 μm）色谱柱

图 4 - 41　不同色谱柱的色谱图

生发片含量测定的色谱条件定为：以十八烷基硅烷键合硅胶为填充剂（柱长为 25 cm，内径为 4.6 mm，粒径为 5 μm）；以甲醇为流动相 A，以 0.1% 磷酸溶液为流动相 B，按表 4-28 的规定进行梯度洗脱；检测波长为 320 nm（二苯乙烯苷）、227 nm（特女贞苷）。

表 4-28　梯度洗脱条件

时间（min）	流动相 A（%）	流动相 B（%）
0～105	5→60	95→40

（三）测定法

1. 溶液的制备

（1）对照品溶液的制备：分别称取二苯乙烯苷、特女贞苷、大豆苷适量，置于同一量瓶中，加甲醇制成每 1 mL 含二苯乙烯苷 35 μg、特女贞苷 85 μg、大豆苷 10 μg 的混合对照品溶液。

（2）供试品溶液的制备：取生发片 20 片，去糖衣，研细，取约 0.5 g，精密称定，置具塞锥形瓶中，精密加入甲醇 10 mL，称定重量，超声处理（功率 300 W，频率 40 kHz）30 min，放冷，再称定重量，用甲醇补足减失的重量，摇匀，过 0.45 μm 滤膜，取续滤液，即得。

（3）对照药材溶液的制备：分别取何首乌、女贞子对照药材 0.25 g，精密称定，精密称定，置具塞锥形瓶中，精密加入甲醇 10 mL，称定重量，超声处理（功率 300 W，频率 40 kHz）30 min，放冷，再称定重量，用甲醇补足减失的重量，摇匀，滤过，取续滤液，即得。

（4）阴性对照溶液的制备：取何首乌、女贞子阴性对照适量，研细，取约 0.5 g，精密称定，置具塞锥形瓶中，精密加入甲醇 10 mL，称定重量，超声处理（功率 300 W，频率 40 kHz）30 min，放冷，再称定重量，用甲醇补足减失的重量，摇匀，滤过，取续滤液，即得。

2. 色谱条件

色谱柱：Welch MLtimate XB-C$_{18}$（4.6 mm×250 mm，5 μm），柱温：25 ℃，流动相：甲醇(A)—0.1% 磷酸(B)，梯度洗脱程序见表 4-28。流速：1 mL/min；进样量：10 μL；柱温：25 ℃；波长：320 nm（二苯乙烯苷）、227 nm（特女贞苷）。

3. 系统适用性试验

分别吸取对照品溶液及供试品溶液（批号：1801003）注入液相色谱仪测定，在此色谱条件下二苯乙烯苷、特女贞苷和大豆苷均与其他组分达到基线分离，分离

度 $R > 1.5$。结果见表 4 - 29 至表 4 - 31、图 4 - 42 至图 4 - 44。

表 4 - 29　二苯乙烯苷对照品系统适用性试验

进样次数	保留时间（min）	峰面积 A_R	理论板数	不对称度	分离度
1	63. 602	1438. 30505	267685	0. 96	16. 49
2	63. 647	1436. 671020	266942	0. 96	16. 41
3	63. 708	1441. 77649	269951	0. 96	16. 61
4	63. 893	1449. 73425	273610	0. 96	16. 76
5	63. 918	1453. 37244	272016	0. 96	16. 79
6	63. 971	1422. 33020	250722	0. 99	16. 11
平均峰面积		1440. 364908	仪器精密度 RSD（%）		0. 76

表 4 - 30　特女贞苷对照品系统适用性试验

进样次数	保留时间（min）	峰面积 A_R	理论板数	不对称度	分离度
1	71. 773	1205. 55383	364020	0. 97	16. 91
2	71. 806	1204. 44604	364360	0. 97	16. 87
3	71. 829	1208. 80676	358929	0. 97	16. 71
4	71. 942	1215. 15881	362680	0. 97	16. 64
5	71. 996	1215. 59265	359120	0. 97	16. 63
6	72. 001	1191. 48254	319963	1. 01	15. 74
平均峰面积		1206. 84011	仪器精密度 RSD（%）		0. 73

表 4 - 31　大豆苷对照品系统适用性试验

进样次数	保留时间（min）	峰面积 A_R	理论板数	不对称度	分离度
1	55. 354	421. 00400	192871	1. 05	n. a
2	55. 391	418. 48032	188883	1. 04	n. a
3	55. 437	421. 52280	193436	1. 05	n. a
4	55. 605	424. 47968	199074	1. 04	n. a
5	55. 607	424. 72342	194637	1. 05	n. a
6	55. 640	415. 71597	174675	1. 06	n. a
平均峰面积		420. 98770	仪器精密度 RSD（%）		0. 83

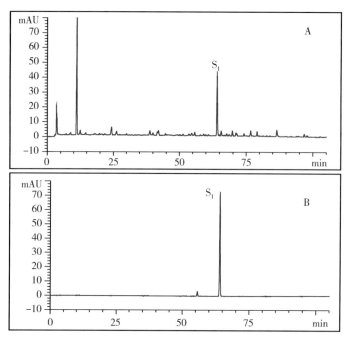

图4-42　生发片中二苯乙烯苷含量测定色谱图

A：生发片；B：混合对照品；S₁：二苯乙烯苷

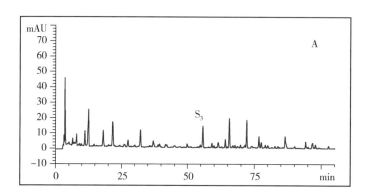

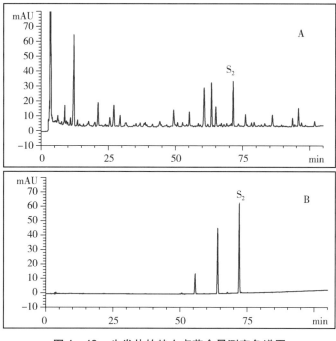

图4-43 生发片的特女贞苷含量测定色谱图
A：生发片；B：混合对照品；S₂：特女贞苷

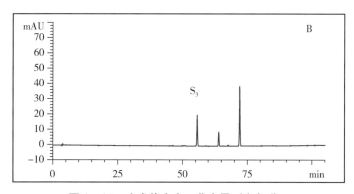

图4-44 生发片中大豆苷含量测定色谱图
A：生发片，B：混合对照品；S₃：大豆苷

4. 专属性试验

空白溶剂为甲醇，进样即得结果图。

取生发片（批号：1801003）按"供试品溶液的制备"项下方法制备，对照品按"对照品溶液的制备"项下方法制备，辅料、何首乌阴性对照、女贞子阴性对照、黑豆阴性对照分别按"阴性对照溶液的制备"项下方法制备，何首乌、女贞子、黑豆对照药材分别按"对照药材溶液的制备"项下方法制备，用此色谱条件进

行分析，结果表明，二苯乙烯苷峰、特女贞苷峰、大豆苷峰的含量测定均不受溶剂、其他药材及辅料等因素干扰，具有良好的专属性。见图4-45至图4-47。

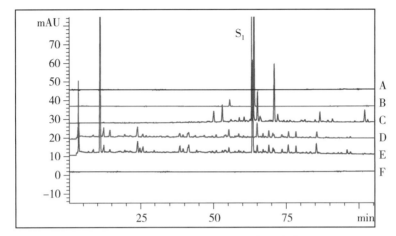

图4-45 二苯乙烯苷含量测定专属性试验

A：空白溶剂；B：混合对照品；C：何首乌对照药材；D：何首乌阴性对照；E：生发片；F：辅料；S_1：二苯乙烯苷

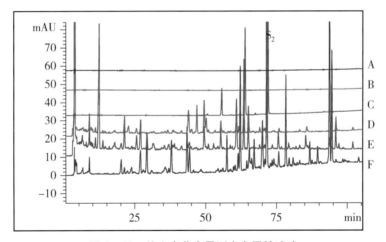

图4-46 特女贞苷含量测定专属性试验

A：空白溶剂；B：辅料；C：混合对照；D：女贞子阴性对照；E：生发片；F：女贞子对照药材；S_2：特女贞苷

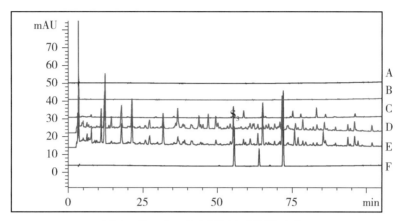

图 4 – 47　大豆苷含量测定专属性试验

A：空白溶剂；B：辅料；C：黑豆对照药材；D：黑豆阴性对照；E：生发片；F：混合对照；
S₃：大豆苷

5. 线性关系及范围

取二苯乙烯苷对照品溶液（浓度：0.0335 mg/mL），采用自动进样器分别进样
0.5 μL、1 μL、2 μL、5 μL、7 μL、10 μL，即进样量为 0.0168 μg、0.0335 μg、
0.0670 μg、0.1675 μg、0.2345 μg、0.3350 μg，在 320 nm 下测定，以二苯乙烯苷
峰面积积分值 A 对二苯乙烯苷对照品的进样量 C 进行回归分析，其回归方程为：
$A = 4277.6 C + 1.9651$，相关系数 $r = 1$；结果表明二苯乙烯苷在 0.0168 ～ 0.3350 μg
范围内，进样量 C（μg）与峰面积 A 值呈良好线性关系。线性关系数据见表 4 –
32，标准曲线见图 4 – 48。

表 4 –32　二苯乙烯苷线性及线性范围

序号	1	2	3	4	5	6
进样量 C（μg）	0.0168	0.0335	0.0670	0.1675	0.2345	0.3350
峰面积 A	75.990	146.59	286.13	716.21	1001.8	1438.3
	75.674	146.93	286.82	716.79	1004.3	1436.7
平均峰面积	75.832	146.76	286.48	716.50	1003.1	1437.5

取特女贞苷对照品溶液（浓度：0.0871 mg/mL），采用自动进样器分别进样
0.5 μL、1 μL、2 μL、5 μL、7 μL、10 μL，即进样量为 0.0436 μg、0.0871 μg、
0.1742 μg、0.4355 μg、0.6097 μg、0.8710 μg，在 227 nm 下测定，以特女贞苷峰
面积积分值 A 对特女贞苷对照品的进样量 C 进行回归分析，其回归方程为：$A =
1381.3 C - 1.378$，相关系数 $r = 1$；结果表明特女贞苷在 0.0436 ～ 0.8710 μg 范围

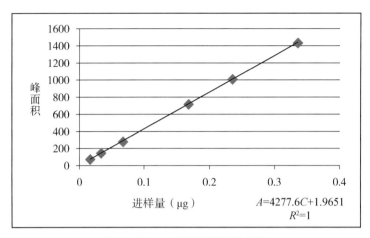

$A=4277.6C+1.9651$
$R^2=1$

图 4 -48 二苯乙烯苷标准曲线

内，进样量 C（μg）与峰面积 A 值呈良好线性关系。线性关系数据见表 4 - 33，标准曲线见图 4 - 49。

表 4 - 33 特女贞苷线性及线性范围

序号	1	2	3	4	5	6
进样量 C（μg）	0.0436	0.0871	0.1742	0.4355	0.6097	0.8710
峰面积 A	62.112	120.41	236.50	596.53	837.40	1205.6
	62.537	120.05	236.63	596.65	840.52	1204.4
平均峰面积	62.325	120.23	236.56	596.59	838.96	1205.0

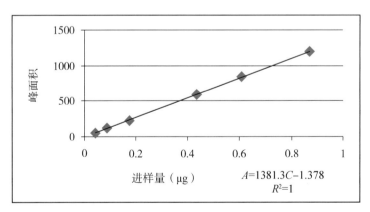

$A=1381.3C-1.378$
$R^2=1$

图 4 -49 特女贞苷标准曲线

取大豆苷对照品溶液（浓度：0.0113 mg/mL），采用自动进样器分别进样 0.5 μL、1 μL、2 μL、5 μL、7 μL、10 μL，即进样量为 0.0056 μg、0.0113 μg、0.0226 μg、0.0565 μg、0.0791 μg、0.1130 μg，在 250 nm 下测定，以大豆苷峰面积积分值 A 对大

豆苷对照品的进样量 C 进行回归分析，其回归方程为：$A = 3723.3C - 0.097$，相关系数 $r = 1$；结果表明大豆苷在 $0.0056 \sim 0.1130$ μg 范围内，进样量 C（μg）与峰面积 A 值呈良好线性关系。线性关系数据见表 4 – 34，标准曲线见图 4 – 50。

表 4 – 34 大豆苷线性及范围

序号	1	2	3	4	5	6
进样量 C（μg）	0.0056	0.0113	0.0226	0.0565	0.0791	0.1130
峰面积 A	21.806	42.308	82.228	210.845	292.98	421.00
	22.124	42.350	82.617	206.476	293.77	418.48
平均峰面积	21.965	42.329	82.423	208.660	293.38	419.74

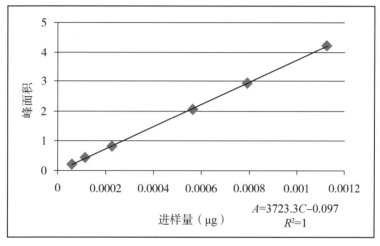

图 4 –50 大豆苷对照品标准曲线

6. 定量下限

取二苯乙烯苷对照品溶液（浓度：0.0335 mg/mL）适量，进样 0.5 μL，依法测定。信噪比约为 12：1 时，对应二苯乙烯苷的量为 0.0168 μg，连续进样 5 次，峰面积 RSD 为 0.64%（表 4 –35），故本含量测定方法的定量下限为 0.0168 μg（图 4 –51）。

表 4 –35 二苯乙烯苷定量下限

序号	1	2	3	4	5
信噪比（S/N）	12.3	12.9	12.3	12.1	13.2
峰面积	75.98991	75.67358	76.61514	75.32272	75.6918
平均峰面积	75.85863		RSD（%）		0.64

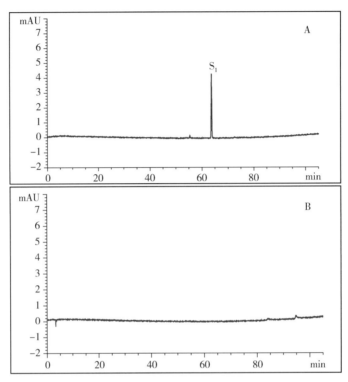

图 4-51　二苯乙烯苷定量下限及噪音色谱图
A：定量下限；B：噪音；S_1：二苯乙烯苷

取特女贞苷对照品溶液（浓度：0.0871 mg/mL）适量，进样 0.5 μL，依法测定。信噪比约为 11 : 1 时，对应特女贞苷的量为 0.0436 μg，连续进样 5 次，峰面积 *RSD* 为 0.89%（表 4-36），故本含量测定方法的定量下限为 0.0436 μg（图 4-52）。

表 4-36　特女贞苷定量下限

序号	1	2	3	4	5
信噪比（S/N）	11.8	11.2	11.5	10	10.2
峰面积	62.11190	62.53729	63.56358	62.72544	62.33883
平均峰面积	62.655408		*RSD*（%）		0.89

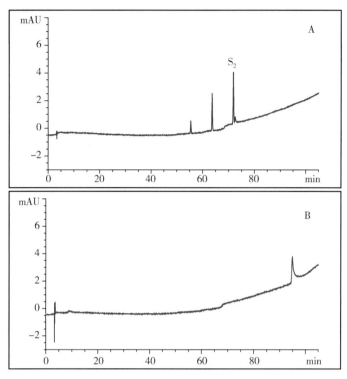

图 4 - 52　特女贞苷定量下限及噪音色谱图
A：定量下限；B：噪音；S_2：特女贞苷

取大豆苷对照品溶液（浓度：0.0113 mg/mL）适量，进样 0.5 μL，依法测定。信噪比约为 10：1 时，对应大豆苷的量为 0.0056 μg，连续进样 5 次，峰面积 *RSD* 为 0.81%（表 4 - 37），故本含量测定方法的定量下限为 0.0056 μg（图 4 - 53）。

表 4 - 37　大豆苷定量下限

序号	1	2	3	4	5
信噪比（S/N）	10.6	10	11.1	10.6	10.8
峰面积	21.80614	22.1241	22.05098	21.75465	21.75179
平均峰面积	21.89753		*RSD*（%）		0.81

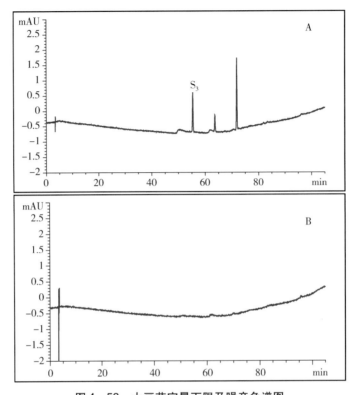

图 4 - 53　大豆苷定量下限及噪音色谱图
A：定量下限；B：噪音；S_3：大豆苷

7. 精密度试验

取大豆苷对照品、二苯乙烯苷对照品、特女贞苷对照品按"对照品溶液的制备"项下方法制备，按上述色谱条件，分别于高效液相色谱仪上连续进样 6 次，记录二苯乙烯苷、特女贞苷和大豆苷的峰面积，计算 RSD 值。结果对照品中二苯乙烯苷峰面积的 RSD 为 0.94%，对照品中特女贞苷峰面积的 RSD 为 0.91%，对照品中大豆苷峰面积的 RSD 为 0.94%，表明该方法精密度良好（表 4 - 38 至表 4 - 40）。

表4-38　二苯乙烯苷含量测定精密度试验

进样次数	对照品峰面积
1	1988.19238
2	1992.07874
3	1993.09180
4	1944.83557
5	1985.21997
6	1990.55554
RSD（%）	0.94

表4-39　特女贞苷含量测定精密度试验

进样次数	对照品峰面积
1	1352.42542
2	1357.79993
3	1355.2937
4	1326.63525
5	1353.70764
6	1360.25500
RSD（%）	0.91

表4-40　大豆苷含量测定精密度试验

时间（h）	对照品峰面积
0	740.15308
2	738.45776
8	736.34796
24	726.28497
26	741.70209
48	747.02228
RSD（%）	0.94

8．中间精密度

取同一批号生发片供试品（批号：1801003），分别在不同日期、不同分析人员、不同设备等变动因素条件下，按"供试品溶液的制备"项下方法处理后，按上述色谱条件进行含量测定，计算二苯乙烯苷、特女贞苷和大豆苷含量的相对平均偏差 RAD% 。

结果表明不同分析人员、不同日期、不同设备条件下，生发片中的大豆苷、二苯乙烯苷和特女贞苷含量的相对平均偏差值在合理范围内，表明该方法中间精密度良好。结果见表 4-41 至表 4-43。

表 4-41　生发片中二苯乙烯苷含量测定的中间精密度试验

影响因素		称样量（g）	含量（mg/g）	平均含量（mg/g）	RAD（%）
不同人员	A	0.4875	0.3391	0.3412	0.28
		0.4941	0.3434		
	B	0.4894	0.3370	0.3393	
		0.5055	0.3416		
不同日期	20181225	0.4878	0.3337	0.3371	0.60
		0.4941	0.3404		
	20181226	0.4875	0.3391	0.3412	
		0.4941	0.3434		
不同仪器	DionexU3000	0.4980	0.3788	0.3795	0.03
		0.4981	0.3802		
	Agilent1260	0.4980	0.3772	0.3797	
		0.4981	0.3822		

表 4-42　生发片中特女贞苷的含量测定中间精密度

影响因素		称样量（g）	含量（mg/g）	平均含量（mg/g）	RAD（%）
不同人员	A	0.4875	0.7069	0.7053	0.57
		0.4941	0.7036		
	B	0.4894	0.6950	0.6973	
		0.5055	0.6996		
不同日期	20181225	0.4878	0.6931	0.6942	0.79
		0.4941	0.6954		
	20181226	0.4875	0.7069	0.7052	
		0.4941	0.7036		
不同仪器	DionexU3000	0.4980	0.8146	0.8226	1.10
		0.4981	0.8305		
	Agilent1260	0.4980	0.8036	0.8047	
		0.4981	0.8058		

表 4 - 43 生发片的大豆苷的含量测定中间精密度

影响因素		称样量（g）	含量（mg/g）	平均含量（mg/g）	RAD（%）
不同人员	A	0.4875	0.1325	0.1322	0.53
		0.4941	0.1320		
	B	0.4894	0.1303	0.1308	
		0.5055	0.1312		
不同日期	20181225	0.4878	0.1299	0.1302	0.76
		0.4941	0.1304		
	20181226	0.4875	0.1325	0.1322	
		0.4941	0.1320		
不同仪器	DionexU3000	0.4980	0.1339	0.1328	2.43
		0.4981	0.1317		
	Agilent1260	0.4980	0.1382	0.1392	
		0.4981	0.1403		

9. 稳定性试验

取同一批生发片供试品溶液（批号：1801003）按"供试品溶液的制备"项下方法制备，二苯乙烯苷对照品、特女贞苷对照品、大豆苷对照品按"对照品溶液的制备"项下方法制备，按上述色谱条件进行含量测定，在 0 h、2 h、8 h、24 h、26 h、48 h 进样，测定大豆苷、二苯乙烯苷和特女贞苷的峰面积并计算 RSD 值，供试品溶液与对照品溶液中二苯乙烯苷峰面积的 RSD% 分别为 1.62%、0.76%，供试品溶液与对照品溶液中特女贞苷峰面积的 RSD% 分别为 1.42%、0.73%，供试品溶液与对照品溶液中大豆苷峰面积的 RSD% 分别为 1.62%、0.83%。结果表明，生发片供试品溶液及二苯乙烯苷对照品溶液、特女贞苷对照品溶液、大豆苷对照品溶液在 48 h 内稳定性良好。结果见表 4 - 44 至表 4 - 46、图 4 - 54 至图 4 - 59。

表 4 - 44 生发片中二苯乙烯苷含量测定稳定性试验

时间（h）	对照品峰面积	供试品峰面积
0	1438.30	765.60
2	1436.70	786.25
8	1441.80	785.57
24	1449.70	791.83
26	1453.40	790.10
48	1422.30	805.02
RSD（%）	0.76	1.62

表 4 –45   生发片中特女贞苷含量测定稳定性试验

时间（h）	对照品峰面积	供试品峰面积
0	1205.60	509.88
2	1204.40	525.98
8	1208.80	526.86
24	1215.20	530.04
26	1215.60	529.52
48	1191.50	525.01
RSD（%）	0.73	1.42

表 4 –46   生发片中大豆苷含量测定稳定性试验

时间（h）	对照品峰面积	供试品峰面积
0	421.00	258.94
2	418.48	264.96
8	421.52	266.38
24	424.48	267.75
26	424.72	270.09
48	415.72	278.12
RSD（%）	0.83	1.62

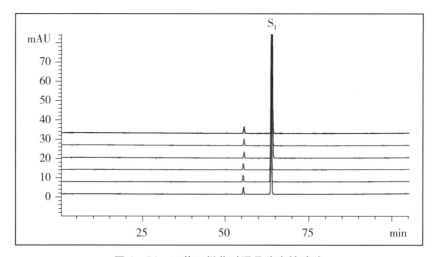

图 4 –54   二苯乙烯苷对照品稳定性试验

S_1：二苯乙烯苷

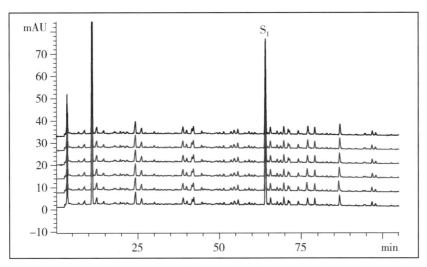

图 4 –55 生发片中二苯乙烯苷稳定性试验

S₁：二苯乙烯苷

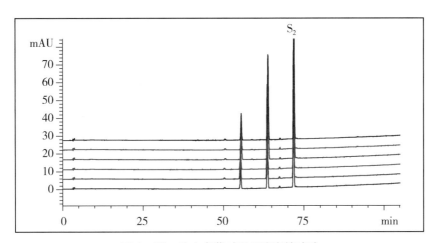

图 4 –56 特女贞苷对照品稳定性试验

S₂：特女贞苷

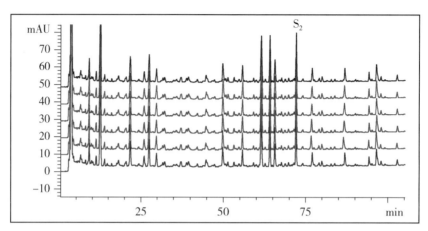

图 4 - 57　生发片中特女贞苷稳定性试验

S₂：特女贞苷

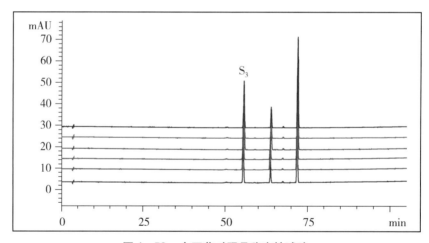

图 4 - 58　大豆苷对照品稳定性试验

S₃：大豆苷

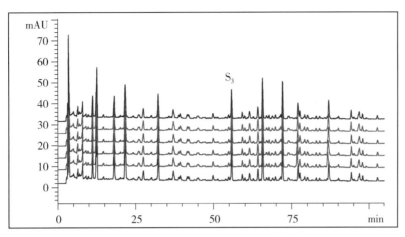

图 4 - 59　生发片中大豆苷稳定性试验

S₃：大豆苷

10. 重复性试验

取同一批生发片样品（批号：1801003）适量按"供试品溶液的制备"项下方法制备，平行6份，按上述色谱条件进行含量测定，并对所得数据进行处理，计算二苯乙烯苷、特女贞苷和大豆苷的平均含量及 $RSD\%$。

测得6份供试品中二苯乙烯苷的平均含量为 0.3652 mg/g，$RSD\%$ 值为 0.46%；特女贞苷的平均含量为 0.7442 mg/g，$RSD\%$ 值为 0.88%；大豆苷的平均含量为 0.1459 mg/g，$RSD\%$ 值为 0.91%。结果表明，该方法重复性良好，结果见图 4 - 60 至图 4 - 62、表 4 - 47 至表 4 - 49。

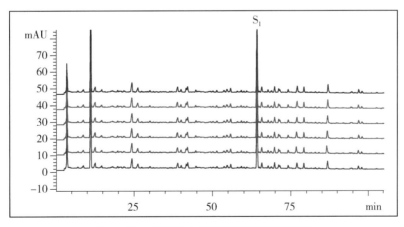

图 4 - 60　生发片中二苯乙烯苷重复性试验

S₁：二苯乙烯苷

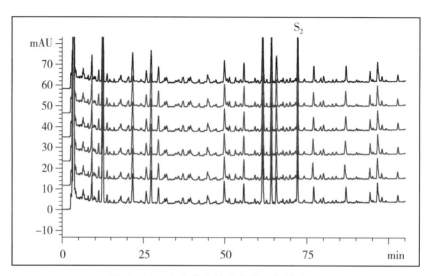

图4-61　生发片中特女贞苷重复性试验

S_2：特女贞苷

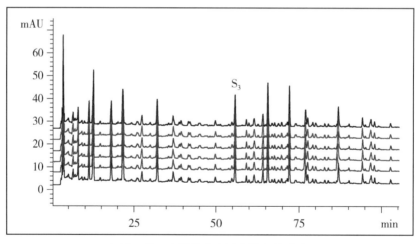

图4-62　生发片中大豆苷重复性试验

S_3：大豆苷

表4-47　生发片中二苯乙烯苷含量测定重复性试验

编号	称样量（g）	含量（mg/g）	平均含量（mg/g）	RSD（%）
1	0.5066	0.3649		
2	0.4612	0.3646		
3	0.5046	0.3659	0.3652	0.46
4	0.5029	0.3656		
5	0.5034	0.3624		
6	0.4937	0.3675		

表4-48　生发片中特女贞苷含量测定重复性试验

编号	称样量（g）	含量（mg/g）	平均含量（mg/g）	RSD（%）
1	0.5066	0.7365		
2	0.4612	0.7516		
3	0.5046	0.7389	0.7442	0.88
4	0.5029	0.7398		
5	0.5034	0.7502		
6	0.4937	0.7484		

表4-49　生发片中大豆苷含量测定重复性试验

编号	称样量（g）	含量（mg/g）	平均含量（mg/g）	RSD（%）
1	0.5066	0.1440		
2	0.4612	0.1465		
3	0.5046	0.1450	0.1459	0.91
4	0.5029	0.1456		
5	0.5034	0.1477		
6	0.4937	0.1468		

11. 加样回收率实验

精密称取已测二苯乙烯苷含量的生发片（批号：1801003，平均含量为0.3652 mg/g）适量，平行9份，分别精密加入低、中、高浓度的二苯乙烯苷对照品，按"供试品溶液的制备"项下方法处理后，按上述色谱条件进行含量测定，计算加样回收率。结果见表4-50，9份供试品中二苯乙烯苷平均回收率为92.85%，RSD值为2.51%。

表4-50 生发片中二苯乙烯苷含量测定加样回收率

份数	称样量 (g)	原有量 (mg)	加入量 (mg)	测得量 (mg)	回收率 (%)	平均回收率 (%)	RSD (%)
1	0.1257	0.0459	0.0335	0.0775	94.33		
2	0.1257	0.0459	0.0335	0.0765	91.34		
3	0.1240	0.0453	0.0335	0.0760	91.64		
4	0.1262	0.0461	0.0669	0.1093	94.47		
5	0.1261	0.0461	0.0669	0.1102	95.81	92.85	2.51
6	0.1264	0.0462	0.0669	0.1105	96.11		
7	0.1210	0.0442	0.1004	0.1360	91.43		
8	0.1209	0.0442	0.1004	0.1349	90.34		
9	0.1199	0.0438	0.1004	0.1343	90.14		

精密称取已测特女贞苷含量的生发片（批号：1801003，平均含量为 0.7442 mg/g）适量，平行9份，分别精密加入低、中、高浓度的特女贞苷对照品，按"供试品溶液的制备"项下方法处理后，按上述色谱条件进行含量测定，计算回收率。结果见表4-51，9份供试品中特女贞苷平均回收率为99.13%，RSD 值为2.21%。

表4-51 生发片中特女贞苷的含量测定加样回收率

份数	称样量 (g)	原有量 (mg)	加入量 (mg)	测得量 (mg)	回收率 (%)	平均回收率 (%)	RSD (%)
1	0.1257	0.0935	0.0436	0.1381	102.29		
2	0.1257	0.0935	0.0436	0.1360	97.48		
3	0.1240	0.0923	0.0436	0.1349	97.71		
4	0.1262	0.0939	0.0871	0.1776	96.10		
5	0.1261	0.0938	0.0871	0.1790	97.82	99.13	2.21
6	0.1264	0.0941	0.0871	0.1795	98.05		
7	0.1210	0.0900	0.1307	0.2234	102.07		
8	0.1209	0.0900	0.1307	0.2210	100.23		
9	0.1199	0.0892	0.1307	0.2205	100.46		

精密称取已测大豆苷含量的生发片（批号：1801003，平均含量为 0.1459 mg/g）适量，平行9份，分别精密加入低、中、高浓度的大豆苷对照品，按"供试品溶液

的制备"项下方法处理后，按上述色谱条件进行含量测定，计算回收率。结果见表4-52，9份供试品中大豆苷平均回收率为98.21%，RSD值为2.15%。

表4-52　生发片中大豆苷的含量测定加样回收率

份数	称样量（g）	原有量（mg）	加入量（mg）	测得量（mg）	回收率（%）	平均回收率（%）	RSD（%）
1	0.1257	0.0183	0.0113	0.0294	98.23		
2	0.1257	0.0183	0.0113	0.0291	95.58		
3	0.1240	0.0181	0.0113	0.0288	94.69		
4	0.1262	0.0184	0.0225	0.0403	97.33		
5	0.1261	0.0184	0.0225	0.0405	98.22	98.21	2.15
6	0.1264	0.0184	0.0225	0.0406	98.67		
7	0.1210	0.0177	0.0338	0.0519	101.18		
8	0.1209	0.0176	0.0338	0.0514	100.00		
9	0.1199	0.0175	0.0338	0.0513	100.00		

12. 耐用性

取同一批生发片（批号：1801003），按"供试品溶液的制备"项下方法处理后，按上述色谱条件进行含量测定，分别使用Agilent Zorbax Eclipse Plus C_{18}（4.6 mm×250 mm，5 μm）、Welch MLtimate XB-C_{18}（4.6 mm×250 mm，5 μm）、Hitachi High-Tech Lachrom C_{18}（4.6 mm×250 mm，5 μm）色谱柱测定其大豆苷、二苯乙烯苷和特女贞苷含量，计算大豆苷、二苯乙烯苷和特女贞苷含量的相对标准偏差RSD，二苯乙烯苷RSD值为1.34%，特女贞苷RSD值为3.41%，大豆苷RSD值为1.52%。结果表明，该方法耐用性好。结果见表4-53至表4-55。

表4-53　生发片中二苯乙烯苷含量测定耐用性试验

色谱柱	称样量（g）	含量（mg/g）	平均含量（mg/g）	RSD（%）
Agilent Zorbax Eclipse Plus C_{18}（4.6 mm×250 mm，5 μm）	0.4980	0.3772	0.3797	
	0.4981	0.3822		
Welch MLtimate XB-C_{18}（4.6 mm×250 mm，5 μm）	0.4980	0.3891	0.3894	1.34
	0.4981	0.3896		
Hitachi C_{18}（4.6 mm×250 mm，5 μm）	0.4980	0.3871	0.3876	
	0.4981	0.3881		

表 4 –54 生发片中特女贞苷含量测定耐用性试验

色谱柱	称样量（g）	含量（mg/g）	平均含量（mg/g）	RSD（%）
Agilent Zorbax Eclipse Plus C_{18}	0.4980	0.8146	0.8226	
(4.6 mm ×250 mm, 5 μm)	0.4981	0.8305		
Welch MLtimate XB-C_{18}	0.4980	0.8662	0.867	3.41
(4.6 mm ×250 mm, 5 μm)	0.4981	0.8678		
Hitachi C_{18}	0.4980	0.8809	0.8775	
(4.6 mm ×250 mm, 5 μm)	0.4981	0.8740		

表 4 –55 生发片中大豆苷含量测定耐用性试验

色谱柱	称样量（g）	含量（mg/g）	平均含量（mg/g）	RSD（%）
Welch MLtimate XB-C_{18}	0.4980	0.1383	0.1378	
(4.6 mm ×250 mm, 5 μm)	0.4981	0.1372		
Agilent Zorbax Eclipse Plus C_{18}	0.4980	0.1382	0.1392	1.52
(4.6 mm ×250 mm, 5 μm)	0.4981	0.1403		
Hitachi C_{18}	0.4980	0.1359	0.1351	
(4.6 mm ×250 mm, 5 μm)	0.4981	0.1343		

13. 生发片含量测定

取广西南宁百会药业集团有限公司生产的 16 批生发片按"供试品溶液的制备"项下方法制备，对照品按"对照品溶液的制备"项下方法制备，用上述色谱条件进行含量测定，计算 16 批生发片中的二苯乙烯苷、特女贞苷和大豆苷含量。供试品溶液浓度在对照品溶液浓度的 ±10% 范围内，使用外标一点法计算含量，不在±10% 范围内可以用对照品稀释法或者样品稀释法计算含量。

16 批生发片中二苯乙烯苷含量为 0.0449 ～ 0.2976 mg/片，特女贞苷含量为 0.1277 ～ 0.4238 mg/片，大豆苷含量为 0.0204 ～ 0.0512 mg/片。结果见表 4 – 56 至表 4 –58。结果表明，不同批次的成品生发片中二苯乙烯苷、特女贞苷、大豆苷的含量差别较大。初步分析由于不同批次的药材中二苯乙烯苷、特女贞苷和大豆苷的含量存在差异，导致不同批次的成品生发片中二苯乙烯苷、特女贞苷的含量差别较大。

由于黑豆为生发片的佐药，且大豆苷在生产过程中是可转化的成分，含量差异较大，所以黑豆的大豆苷含量测定不列入质量标准正文。

表 4-56 16 批生发片中二苯乙烯苷含量测定结果

批号	称样量（g）	平均片重（g/片）	含量（mg/片）	平均含量（mg/片）	RAD（%）
1501001	0.5012	0.3281	0.0494	0.0500	1.08
	0.5258		0.0505		
1605001	0.4870	0.3289	0.0460	0.0449	2.38
	0.4769		0.0438		
1710062	0.5141	0.3284	0.0659	0.0655	0.63
	0.5140		0.0651		
1801003	0.5066	0.3285	0.1199	0.1198	0.04
	0.4612		0.1198		
1801004	0.5261	0.3295	0.0783	0.0781	0.19
	0.5016		0.0780		
1801005	0.5021	0.3280	0.0833	0.0833	0.06
	0.5150		0.0834		
1807029	0.5234	0.3296	0.2802	0.2833	1.08
	0.4923		0.2864		
1807030	0.4971	0.3288	0.2070	0.2070	0.01
	0.5175		0.2070		
1811058	0.5098	0.3292	0.2282	0.2256	1.17
	0.5075		0.2229		
1811061	0.5203	0.3293	0.1489	0.1499	0.71
	0.5198		0.1510		
1908001	0.5051	0.3778	0.2493	0.2475	0.74
	0.5027		0.2456		
1908002	0.5071	0.3839	0.2510	0.2517	0.3
	0.5046		0.2525		
1908003	0.5066	0.3861	0.2937	0.2964	0.91
	0.5110		0.2991		
1908004	0.4947	0.3812	0.1463	0.1430	2.35
	0.5107		0.1396		
1908005	0.4980	0.3815	0.2970	0.2976	0.21
	0.5090		0.2982		

续上表

批号	称样量（g）	平均片重（g/片）	含量（mg/片）	平均含量（mg/片）	RAD（%）
1908006	0.5073 0.5082	0.3791	0.0935 0.0916	0.0926	1.02
总平均含量				0.1648	

表 4 - 57　16 批生发片中特女贞苷含量测定结果

批号	称样量（g）	平均片重（g/片）	含量（mg/片）	平均含量（mg/片）	RAD（%）
1501001	0.5012 0.5258	0.3281	0.1269 0.1284	0.1277	0.58
1605001	0.4870 0.4769	0.3289	0.3660 0.3595	0.3627	0.91
1710062	0.5141 0.5140	0.3284	0.2817 0.2784	0.2800	0.60
1801003	0.5066 0.4612	0.3285	0.2419 0.2469	0.2444	1.01
1801004	0.5261 0.5016	0.3295	0.1974 0.1968	0.1971	0.15
1801005	0.5021 0.5150	0.3280	0.2412 0.2420	0.2416	0.16
1807029	0.5234 0.4923	0.3296	0.1771 0.1775	0.1773	0.13
1807030	0.4971 0.5175	0.3288	0.2194 0.2189	0.2191	0.11
1811058	0.5098 0.5075	0.3292	0.3420 0.3318	0.3369	1.51
1811061	0.5203 0.5198	0.3293	0.3524 0.3576	0.3550	0.72
1908001	0.5051 0.5027	0.3778	0.4266 0.4157	0.4212	1.30
1908002	0.5071 0.5046	0.3839	0.4229 0.4248	0.4238	0.22

续上表

批号	称样量 （g）	平均片重 （g/片）	含量 （mg/片）	平均含量 （mg/片）	RAD （%）
1908003	0.5066 0.5110	0.3861	0.3885 0.3927	0.3906	0.54
1908004	0.4947 0.5107	0.3812	0.3881 0.3711	0.3796	2.24
1908005	0.4980 0.5090	0.3815	0.3997 0.4064	0.4030	0.83
1908006	0.5073 0.5082	0.3791	0.3457 0.3455	0.3456	0.03
总平均含量				0.3066	

表 4-58　生发片中大豆苷含量测定结果

批号	称样量 （g）	平均片重 （g/片）	含量 （mg/片）	平均含量 （mg/片）	RAD （%）
1501001	0.5012 0.5258	0.3281	0.0291 0.0295	0.0293	0.68
1605001	0.4870 0.4769	0.3289	0.0480 0.0471	0.0476	0.95
1710062	0.5141 0.5140	0.3284	0.0432 0.0440	0.0436	0.92
1801003	0.5066 0.4612	0.3285	0.0473 0.0481	0.0477	0.84
1801004	0.5261 0.5016	0.3295	0.0375 0.0372	0.0374	0.40
1801005	0.5021 0.5150	0.3280	0.0387 0.0387	0.0387	0.00
1807029	0.5234 0.4923	0.3296	0.0410 0.0423	0.0417	1.56
1807030	0.4971 0.5175	0.3288	0.0452 0.0452	0.0452	0.00
1811058	0.5098 0.5075	0.3292	0.0490 0.0482	0.0486	0.82
1811061	0.5203 0.5198	0.3293	0.0510 0.0514	0.0512	0.39

续上表

批号	称样量（g）	平均片重（g/片）	含量（mg/片）	平均含量（mg/片）	RAD（%）
1908001	0.5051 0.5027	0.3778	0.0274 0.0267	0.0270	1.2587
1908002	0.5071 0.5046	0.3839	0.0238 0.0236	0.0237	0.5668
1908003	0.5066 0.5110	0.3861	0.0263 0.0261	0.0262	0.2211
1908004	0.4947 0.5107	0.3812	0.0205 0.0202	0.0204	0.9363
1908005	0.4980 0.5090	0.3815	0.0208 0.0211	0.0210	0.8189
1908006	0.5073 0.5082	0.3791	0.0218 0.0219	0.0218	0.2606
总平均含量				0.0357	

14. 生发片检测成分在投料药材到成品的转移率

何首乌为本品处方中主药，二苯乙烯苷为其主要化学成分；女贞子为本品处方中臣药，特女贞苷为其主要化学成分。因此，探讨了何首乌中二苯乙烯苷在成品中的转移率和女贞子中特女贞苷在成品中的转移率。检测原药材及其成品中二苯乙烯苷、特女贞苷的含量，转移率结果见表4-59至表4-60。

表4-59 二苯乙烯苷在生发片工艺中的转移率

批号	何首乌中二苯乙烯苷含量（mg/g）	成品中二苯乙烯苷含量（mg/g生药）	转移率（%）	9批平均转移率（%）
1807030	7.907	2.070	26.19	
1811058	7.907	2.255	28.52	
1811061	4.686	1.500	32.01	
1908001	9.263	2.475	26.72	
1908002	8.146	2.517	30.90	26.08
1908003	10.12	2.964	29.28	
1908004	9.263	1.430	15.44	
1908005	8.146	2.976	36.53	
1908006	10.12	0.9258	9.15	

表 4 -60　特女贞苷在生发片工艺中的转移率

批号	女贞子中特女贞苷含量（mg/g）	成品中特女贞苷含量（mg/g 生药）	转移率（%）	9 批平均转移率（%）
1807030	18.05	2.070	11.47	
1811058	18.05	2.255	12.49	
1811061	19.20	1.500	7.81	
1908001	11.69	4.212	36.03	
1908002	7.151	4.239	59.28	28.48
1908003	18.22	3.906	21.44	
1908004	11.69	3.796	32.47	
1908005	7.151	4.031	56.37	
1908006	18.22	3.456	18.97	

15. 生发片检测成分的含量限度

本品每片含何首乌生药 0.1 g，根据 2015 年版《中华人民共和国药典》（一部）何首乌药材中二苯乙烯苷含量限度为 1.0%，按转移率 26% 计算，本品每片含二苯乙烯苷应为 0.26 mg/片。

本品每片含女贞子生药 0.1 g，根据 2015 年版《中华人民共和国药典》（一部）女贞子药材中特女贞苷含量限度为 0.70%，按转移率 28% 计算，本品每片含特女贞苷应为 0.196 mg/片。

若按照 16 批含量均值下浮约 30% 来定含量限度，则本品每片含二苯乙烯苷应为 0.1154 mg/片，含特女贞苷应为 0.2148 mg/片，结合转移率数据，故确定本品的含量限度为：本品每片含何首乌以二苯乙烯苷计应不少于 0.08 mg/片；含女贞子以特女贞苷计应不少于 0.18 mg/片。

【功能与主治】

与原标准一致。

【用法与用量】

与原标准一致。

【规格】

与原标准一致。

【贮藏】

与原标准一致。

【有效期】

与原标准一致。

参考文献

[1] 汪莹莹. 没食子酸、并没食子酸的分离、性能及应用研究 [D]. 合肥：安徽大学，2012.

[2] 吴红霞. 墨旱莲质量评价方法研究 [D]. 沈阳：沈阳药科大学，2005.

[3] 刘训红，池锦屏，孟怡，等. 紫外分光光度法和比色法测定具有邻苯二酚结构的药物的含量Ⅲ 原儿茶酸及原儿茶醛的含量测定 [J]. 南京药学院学报，1980（2）：53－63.

[4] 杨柳，许舜军，田润涛，等. 白芍的高效液相色谱指纹图谱研究 [J]. 药学学报，2007，42（1）：71－74.

[5] 魏福华，张永忠，井乐刚，等. 紫外分光光度法测定大豆中大豆异黄酮 [J]. 理化检验（化学分册），2006，42（6）：461－463.

[6] 梁晓，吴鹏，张学兰，等. 女贞子不同炮制品 HPLC 指纹图谱色谱峰的归属与比较 [J]. 中药材，2015，38（11）：2288－2292.

[7] 徐杰，周文聪，张媛英. 何首乌活性成分二苯乙烯苷的研究进展 [J]. 泰山医学院学报，2008，29（1）：78－80.